中医健康绝学系列

推一推 揉一揉
好孩子身体棒

中医儿科专家与107个大数据热点问题面对面

何世桢◎编著

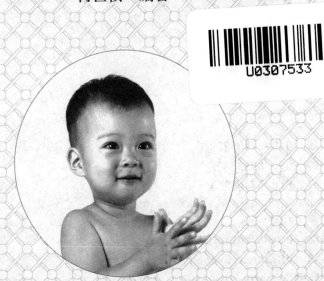

中国中医药出版社
·北 京·

图书在版编目（CIP）数据

推一推 揉一揉 好孩子身体棒 / 何世桢编著 . —北京：
中国中医药出版社，2018.4
（中医健康绝学系列）
ISBN 978 - 7 - 5132 - 4660 - 6

Ⅰ . ①推… Ⅱ . ①何… Ⅲ . ①中医儿科学 – 诊疗
Ⅳ . ① R272

中国版本图书馆 CIP 数据核字（2017）第 308238 号

中国中医药出版社出版

北京市朝阳区北三环东路 28 号易亨大厦 16 层
邮政编码　100013
传真　010-64405750
廊坊市晶艺印务有限公司印刷
各地新华书店经销

开本 710 × 1000　1/16　印张 14　字数 207 千字
2018 年 4 月第 1 版　　2018 年 4 月第 1 次印刷
书号　ISBN 978 - 7 - 5132 - 4660 - 6

定价　39.80 元
网址　www.cptcm.com

社 长 热 线　010-64405720
购 书 热 线　010-89535836
维 权 打 假　010-64405753

微信服务号　zgzyycbs
微商城网址　https://kdt.im/LIdUGr
官 方 微 博　http://e.weibo.com/cptcm
天猫旗舰店网址　https://zgzyycbs.tmall.com

如有印装质量问题请与本社出版部联系（010-64405510）

谨以此书感谢下列受访的专家们

（以姓氏笔画为序）

马淑霞　王　涛　成淑凤　任献青　闫永彬
宋桂华　周　正　郑　宏　郑启仲　赵　坤
姚献花　高　山　高清顺　梅祥胜　琚　玮

好妈妈首先要让孩子不生病

这是我采访河南中医药大学第一附属医院（河南省中西医结合儿童医院）儿科的专家写的第三本育儿书了。河南中医药大学第一附属医院是全国最好的中医院之一，并且我院的儿科在全国都非常有名，是国家临床重点专科，国家中医药管理局重点学科、重点专科。受访的专家都是家长们超级喜欢的儿科医生，有的是全国名老中医，有的是全国老中医药专家学术经验继承工作指导老师，还有的是全国名老中医药专家学术经验继承人、河南省优秀专家、河南省名中医、中医药传承博士后导师、医学博士等。

在我写第一本育儿书的时候，我的孩子刚刚降生。在此后养育孩子的过程中，遇到孩子发烧、咳嗽等问题的时候，虽然我在医院工作，但同样非常非常紧张。于是，我经常到门诊、病房，或者打电话求助这些儿科医生。他们在百忙之中，给我讲了很多育儿的知识。并且，作为一名记者，我一直有做笔记的习惯。因此，经过两年时间的总结，我完成了第一本育儿书。图书出版以后，反响比较好。于是很快，这本书被台湾人本自然出版社"相中"，由该社以繁体字版的形式面向海外发行。海外版的发行，作为我个人，非常骄傲也非常欣慰，这也是为中医的海外推广做出了一点贡献。

在第一本书出版以后，我开通了"健康去哪了"微信公众号，现在已经拥有 10 万粉丝了。公众号开通以后，每天都有很多宝妈在上面留言。我细心地发现，宝妈们问的很多问题非常有共性，比如，孩子食积怎么办？孩子发烧如何护理？孩子咳嗽是肺炎吗？于是，我将这些家长们问的非常有共性的问题集中起来，找儿科专家进行采访，写成了第二本书。图书出版以后，反响同样比较好，并且入选了"东风工程"图书出版项目。

经过两本育儿书的沉淀以后，我发现，对于有些育儿问题，需要通过辨证分型、分类后系统地进行讲解。比如说，小孩子的病，大多跟脾胃有关、跟肺有关。小儿脾胃的问题都有哪些呢？经采访后我发现，主要有食积、疳积、胃强脾弱、脾胃虚弱等。再比如说，小儿感冒除了分为风寒、风热等证型外，还包括感冒的夹积、夹痰、夹惊，以及反复感冒等。把这些问题系统地讲清楚，宝妈们在养孩子的过程中，就可以更清楚、更系统地了解这些疾病，从而能够及时全面地预防，科学地护理。

"健康去哪了"公众号开通以来，除了每天推送家长们比较关心的话题外，还有一些问题是需要总结的。比如说"小儿脾虚的 10 个大危害，个个戳到妈妈心窝里""这 10 大绝招专治你的'挑食宝宝'"等文章，一经总结后推送出来，阅读量都大得惊人。再比如宝妈们非常喜爱的小儿推拿，我经过总结发现，有些穴位有健脾、消积的作用，于是写出了"孩子身上的几个'吃饭'穴，一揉就狼吞虎咽！"这篇文章，文章在今日头条上推送出来后，阅读量达到了惊人的 200 多万。这篇序言的名字，我把它起作"好妈妈首先要让孩子不生病"。为什么要这样说呢？有很多宝妈因为育儿知识欠缺，导致孩子反复生病，甚至遗憾终生。比如说，有位宝妈留言说，孩子发高烧，因为没有及时处理，结果导致孩子高烧惊厥，诱发癫痫，给整个家庭带来了沉重的身心负担。还有的宝妈一看见孩子发烧就给孩子用退烧药，却不知道发烧是一种症状，先要找到引起发烧的原因，要明白孩子是低烧还是高烧，然后进行相应的处理。孩子发烧时，身体的免疫系统会启动，对孩子来讲，不一定都是坏事。这时候强行用退烧药，反而会导致病情暂时被掩盖，之后再次发作。类似的问题还有很多很多，因此，宝妈们要了解一些育儿知识，尤其是育儿的误区。另外，本书中儿科专家们还提供了很多有用的推拿方法、小验方等，也非常受宝妈们的喜爱。

一个好妈妈，首先是要让孩子不生病、少生病。

感谢本书中所有在百忙中接受采访的儿科专家！祝天下宝宝都能够健康成长！

何世桢

2017 年 10 月

目录
contents

第一篇

让孩子远离感冒发烧，妈妈没烦恼

第二篇

孩子咳嗽、鼻病病因多，误诊误治最可怜

第三篇

脾胃好的孩子生病少、身体壮、个子高

第四篇

孩子便秘、腹泻、爱上火，妈妈再也不用担心

第五篇
孩子吃的用的没小事

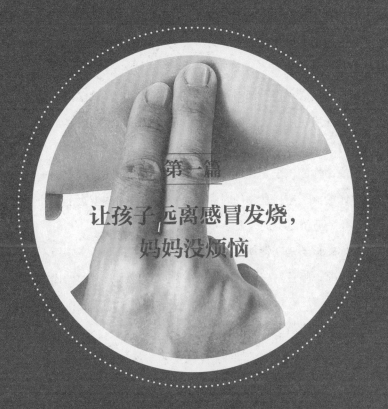

第一篇

让孩子远离感冒发烧，
妈妈没烦恼

❧ 孩子经常感冒、咳嗽、发烧，看看儿科医生的秘密处方

有很多孩子，一直咳嗽，去了很多医院，看了很多大夫，吃了很多止咳药，都没有把咳嗽止住。但是，到了河南中医药大学第一附属医院儿科任献青博士的门诊上，他没有用止咳药，不治咳，反而把孩子的咳嗽给治好了。请教了一下任博士后才知道，原来，这其中的秘密在于那四个处方上。

处方一：调体质

当家长的，必须得了解自己的孩子，绝不能糊糊涂涂的。最简单的，你得明白孩子是热性体质还是寒性体质。知道这个了，饮食喂养上不出大问题，孩子生病的概率就会大大降低。

比如说，你的孩子是热性体质，身体瘦，手脚热，晚上睡觉跟个小火炉似的，那你给孩子选择食物的时候就应当少选择一些上火的东西，比如，少吃羊肉、鱼、海鲜之类的，要多吃青菜、水果。

如果你的孩子是寒性体质，比如大便稀，爱拉肚子，吃饭不好，不爱活动，手脚冰凉，脸色发白，这时候就要多吃点健脾补气的，比如每天换着花样用山药、大枣、薏米给孩子熬粥喝。对大便稀、经常爱拉肚子的孩子，家长应经常用苹果给孩子煮点水当饮料喝。

治病于无形之中，釜底抽薪，孩子怎么会反复生病呢？

处方二："报个班儿"

一说到给孩子报班儿，很多家长会说，我们给孩子报的班儿不少了啊。哎，这里说的报班，可不是坐着学习的班儿。

家长们要牢记，无论孩子得什么病，加强运动是根本，门诊上很多孩子，一加强运动，反复呼吸道感染没了，哮喘发作次数也减少了。但是，空口说让孩子加强运动，太虚了，家长们也做不到。

说点实际的，给孩子报个班吧，游泳、羽毛球、跆拳道，给孩子报个这样的班，不仅可以增强孩子的体质，孩子不知不觉中又多了一项才艺，何乐

而不为呢？当然，有一些特殊疾病，需要限制运动的孩子除外。

处方三：别乱补

有些孩子，天一冷就反复感冒，爱出汗，脸色发白，没有明显的热象，这类孩子是肺气虚证，找个中医儿科大夫，坚持吃一段时间健脾补肺的中药，肺气足了，自然就不会反复感冒了。

还有一类孩子也容易经常生病，扁桃体反复发炎，经常肿大化脓，大便干，肚子胀。这类孩子也经常生病，给家长一种错误的感觉，孩子身体比较虚弱，所以，经常会给孩子弄些好吃的，大鱼大肉，结果，越补越生病。实际上这类孩子是实证或者虚实夹杂，本来就是实证，越补肯定扁桃体越发炎。

处方四：捏小手

捏捏小手百病消，小儿推拿是非常不错的方法。根据孩子的体质，捏脊、补脾土、清补肺经、清补大肠、退六腑等，家长坚持给孩子做一段时间，孩子的身体不知不觉就好了。

预防感冒的小儿益气补肺推拿法

中医讲小儿的生理特点是：脏腑娇嫩，形气未充。意思就是说，小儿的五脏六腑还未发育成熟，无法抵抗外邪的攻击，容易生病。那怎么办？除了细心照顾好宝宝之外就没什么好的方法了吗？

当然有啦！

中医上有治未病之说，就是防病，在疾病还未来到之时，给予相应的良性干预。鉴于最近气温波动非常大，宝宝调节能力差，容易感冒，在门诊上，全国著名小儿推拿专家高清顺教授常常给宝爸宝妈们推荐一种益气补肺的推拿方法，属于预防感冒的保健推拿，效果也非常棒。

主要手法

主要手法包括平肝经、清肺经、清补脾经、推四缝穴。

1. 平肝经

肝经位于小孩的食指掌面，从食指指根向指尖方向直推即为平肝经，推500次，可疏肝理气，平肝就是清肝经，习惯称平肝。

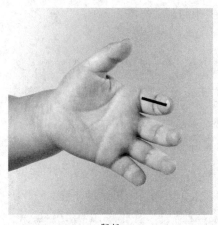
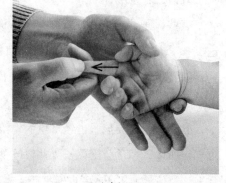

肝经　　　　　　　　　　　平（清）肝经

2. 清肺经

肺经是指从孩子的无名指掌面末节指纹端到指尖成一条直线，从掌面末节指纹端推向指尖为清肺经，推 500 次，可以宣肺理气。

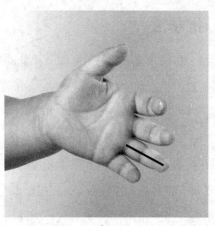
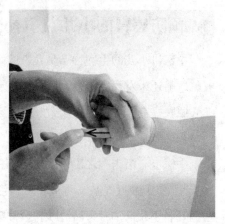

肺经　　　　　　　　　　　清肺经

3. 清补脾经

清补脾经将小儿拇指屈曲，以大人拇指端循小儿拇指桡侧缘由指尖向指根方向来回推。肺属金，脾属土，清补脾经是取培土生金之意，有补肺的功能，推 500 次。

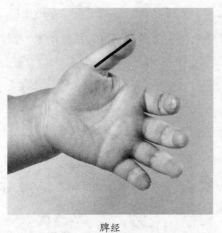

脾经

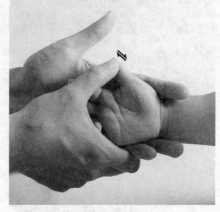

清补脾经

4. 推四缝穴

四缝穴位于食指、中指、无名指、小指近端指间关节横纹正中，可以调理脏腑，疏理气机，来回推 3~5 分钟即可。

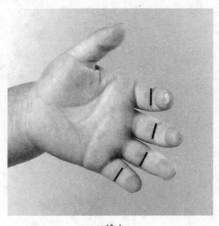

四缝穴

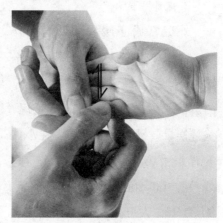

推四缝穴

辅助手法

辅助手法包括清天河水、揉外劳宫、揉二人上马，辅助手法是选择性使用的，宝妈们酌情给孩子添加！

1. 清天河水

天河水属于凉穴，对于热性体质的小孩，就是平时容易上火、口舌经常长疮、怕热、爱出汗的孩子，长期推拿，效果显著。天河水在小孩的上肢的内侧，从手腕到肘窝成一条直线，从手腕向肘窝方向直推为清天河水，推300~500次。

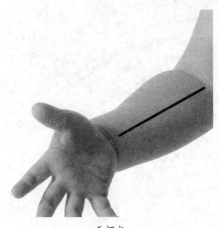
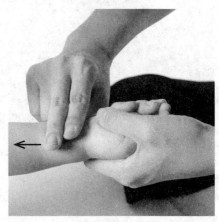

天河水　　　　　　　　　　　　清天河水

2. 揉外劳宫

外劳宫属于暖穴，可温里祛寒，对于改善寒性体质的孩子，平时怕冷、手脚经常凉凉的、一吃凉的就肚子疼，或者拉肚子等情况，坚持推拿效果很好。外劳宫在小孩掌背正中第二、三掌骨中间凹陷处，揉300~500次。

3. 揉二人上马

二人上马可大补肾之水火，针

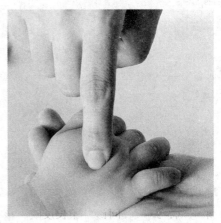

揉外劳宫

对体质差、早产、剖腹产出生，或者是非母乳喂养的孩子，以及身材矮小、生长发育稍慢于同龄人的孩子，长期推拿，效果不错。二人上马在小孩的掌背小指、无名指两掌骨中间偏下，取凹陷处，揉300~500次。

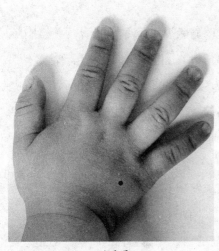

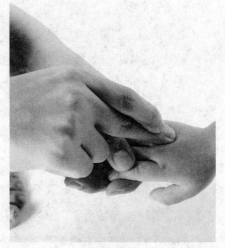

二人上马　　　　　　　　　　揉二人上马

🐝 小儿感冒的 3 大"兼夹证"：夹积、夹痰、夹惊

大人感冒的时候，我们会把它分成风寒、风热、暑湿等，但是，小孩子感冒与大人有什么不一样的地方？河南中医药大学第一附属医院儿科主任医师闫永彬说，由于小孩子的脾、肺、神经系统发育不完善，所以容易夹积、夹痰、夹惊！

小儿感冒的三种类型

1. 感冒夹积（积食）

小孩子积食的很多，食积生内热，这时候一受凉就感冒。用西医的话说，感冒的孩子容易合并消化不良。所以，门诊上经常见到家长带着感冒的孩子来看病，结果一问诊，家长反映，孩子肚子胀、嘴巴臭、大便干或者稀溏，有时候还会呕吐。这时候光给孩子发汗解表就不行了，再给孩子用上消积导滞的中药，孩子很快感冒就好了、体温也降了。

门诊上还有些家长反映，孩子怎么老是感冒啊，一年能感冒十几次。这时候家长要注意孩子食积的问题，看孩子嗓子常常红红的，如果给孩子用点通腑导滞的中药，比如枳实导滞丸等。有些孩子甚至根本不用治感冒的药，反而把反复感冒治好了。这就是中医的妙处！

2. 感冒夹痰

很多孩子一感冒，嗓子里吼吼的，明显能听到有痰在里面。这是为什么呢？原因很简单，感冒就是呼吸道疾病，小孩子呼吸道的黏膜比较薄嫩，孩子一感冒，上呼吸道的分泌物就会增多，这时候孩子就容易有痰。所以有些家长一看孩子感冒的时候嗓子里呼噜噜的，感觉是不是什么大病啊，其实不用那么紧张，就是感冒的兼夹证，夹痰而已。

3. 感冒夹惊

惊就是惊厥、抽风，小孩子神经系统发育不完善，特别是 6 岁以前的孩子，感冒的时候容易发烧、惊厥。所以，有经验的儿科大夫见到孩子感冒，就会问孩子以前有没有惊厥史？如果有的话，在治感冒的时候，会用点钩藤、琥珀、羚羊角粉等中药。

钩藤是清肝止惊的，肝主筋嘛，抽搐跟肝有关，所以加点钩藤；琥珀除了当饰品、藏品外，它还是味很不错的中药，清心止惊效果非常好；还有羚羊角粉，清热镇惊、退烧止抽。把这些药用上以后，可以将孩子的惊厥消除于无形。

对于小儿感冒的三种兼夹证，除了吃药以外，小儿推拿也是宝妈们不错的选择！医院推拿科副主任医师高山也给提供了小儿推拿疗法。

主要手法

1. 开天门

天门位于两眉中点至前发际，成一直线，两拇指自下而上交替直推即为开天门，推 30~50 次，可祛风解表。

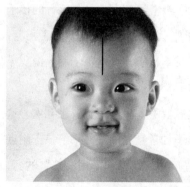
天门

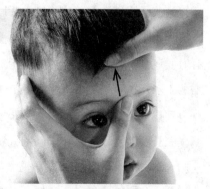
开天门

2. 推坎宫

坎宫是从眉头至眉梢成一横线，两拇指自眉心向两侧眉梢分推，称推坎宫，推 30~50 次，可疏风解表，止头痛。

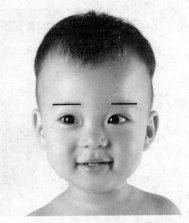
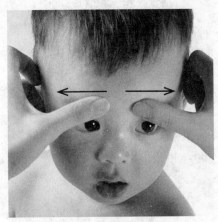

坎宫　　　　　　　　　　推坎宫

3. 揉太阳

太阳穴位于眉梢与目外眦中点向后一寸凹陷处，用中指端揉，称揉太阳，揉 30~50 次，可发汗解表，止头痛。

4. 揉耳后高骨

在耳后入发际、耳后高骨下凹陷处，用两拇指端按揉，称揉耳后高骨，揉 30~50 次，可发汗解表，此法与开天门、推坎宫、揉太阳合用称之为"四大

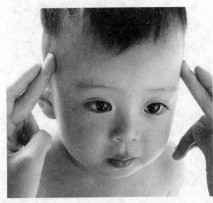
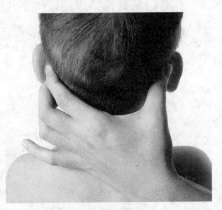

揉太阳　　　　　　　　　揉耳后高骨

手法"，专治感冒。

辅助手法

辅助手法可以根据孩子不同的兼夹证来选择使用。

1. 感冒夹积（积食）

感冒夹积时，孩子会出现肚子胀、嘴巴臭、大便干或者稀溏，有时候还会呕吐。这时候光给孩子发汗解表就不行了，应该再给孩子用上消积导滞的穴位。

（1）清补脾经

夹积常常伴有脾胃虚弱，所以要清补脾经，健脾和胃。清补脾经是将小儿拇指屈曲，以您的拇指端循小儿拇指桡侧缘由指尖向指根方向来回推300~500次。

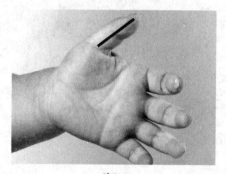

脾经

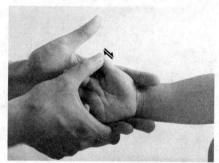

清补脾经

（2）揉板门

揉板门是指用拇指端按揉小儿大鱼际平面200~300次，健脾和胃，消食化滞。

（3）顺时针摩腹

顺时针摩腹就是顺时针揉肚子，可以促进胃肠蠕动，一般揉5~10分钟。

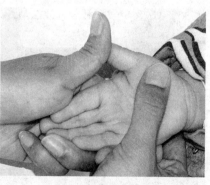

揉板门

2. 感冒夹痰

夹痰的表现就是，很多孩子一感冒，嗓子里吼吼的，明显能听到有痰在里面。孩子一感冒，上呼吸道的分泌物就会增多，这时候孩子就容易有痰。

所以有些家长一听孩子感冒的时候嗓子里呼噜噜地响，就是这时候小儿的脾胃弱、容易生痰导致的。

（1）揉膻中

膻中穴位于小儿两乳头中间，揉100~200次，可宽胸理气、化痰。

（2）分推肩胛骨

用两拇指分别自肩胛骨内缘自上而下推动，称为分推肩胛骨，推200~300次，可调补肺气，止咳化痰。

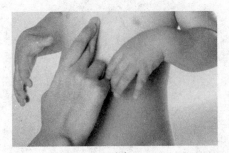
揉膻中

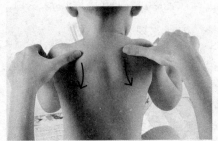
分推肩胛骨

3. 感冒夹惊

惊就是惊厥、抽风，中医认为小儿"神气怯弱，心肝有余"，受到外邪侵袭后容易导致心神不宁，烦躁不安。如果热邪扰动肝经，会出现一时性惊厥，特别是6岁以前的孩子，感冒的时候容易发烧、惊厥。

（1）平肝经

肝经位于小孩的食指掌面，从食指指根向指尖方向直推即为平肝经，推300~500次，可息风止痉。

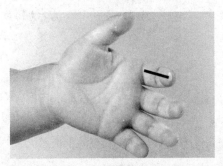
肝经

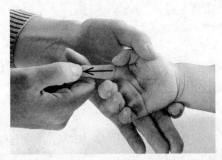
平肝经

（2）揉五指节

五指节是指掌背五指第一指间关节处。用拇、食指捻揉，称为揉五指节，30~50次，与平肝经合用可镇静安神。

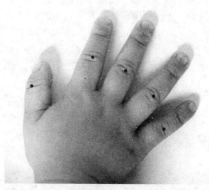

五指节

（3）捣小天心

小天心位于大、小鱼际中间的凹陷处，捣揉这里可以镇静安神，捣10~15次即可。

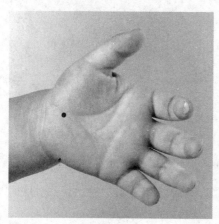

小天心

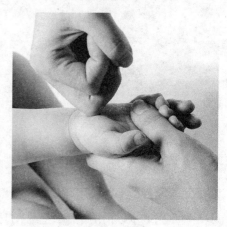

捣小天心

❋ 孩子经常感冒、咳嗽、肺气虚，要多热敷这三个穴位

有个孩子经常感冒、咳嗽、肺气虚，医生让孩子的妈妈每天用电吹风吹后背上脖子下面那块儿肉，半个月后，孩子的肺气明显足了很多，后来也不经常感冒、咳嗽了。

其实，这主要是后脖颈上风门、大椎、肺俞这5个挨得非常近的穴位在起作用。

大椎穴

大椎穴是指手足三阳的阳热之气汇入这个地方，然后和督脉的阳气一起上行到头颈，所以穴内的阳气充足满盛如椎般坚实，故名大椎。大椎穴内阳气很盛，所以按摩大椎穴可以预防感冒、头痛、咳嗽。

大椎穴也很好找，你低下头就能摸到的那块最突出的骨头，骨头下面有一个凹陷就是大椎穴了。

风门穴

为什么叫风门穴呢？它是风所出入的门户。中医说，"风为百病之长"，小孩子感冒啦、发烧啦、咳嗽等，很多都跟受风有关。常常按这个穴，风门穴就能更好地把守门户，具有宣肺解表、疏散风邪、调节气机的功效。

《针灸甲乙经》中讲："风眩头痛，鼻不利，时嚏，清涕自出，风门主之。"所以，孩子感冒、鼻子不透气、头痛等的时候都可以按摩这个穴位。风门穴离大椎穴很近，从大椎朝向下的第二个凹陷处，左右各旁开两指就是了。

肺俞穴

肺俞穴嘛，即肺脏的背俞穴，所以它有调补肺气、止咳平喘的作用。肺俞穴在大椎穴往下第三个凹陷处旁开两指，风门穴的正下方。

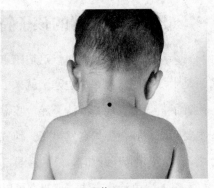

大椎穴

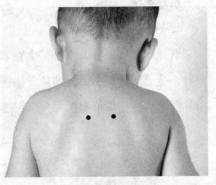

风门穴

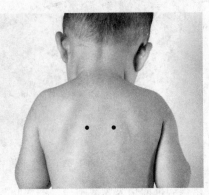

肺俞穴

孩子经常感冒、咳嗽、气短、肺气虚，您可以用吹风机把温度调低一些，给孩子吹上3分钟。也可以把家里的热水袋加热，用毛巾包好，给孩子敷上3~5分钟。当然，宝妈如果有时间的话，每个穴位揉上150次，效果更好、更直接。

最近受凉感冒的孩子特别多，这样推拿快快好

天气忽凉忽热，有时候这边刚下过雨，那边就升到了三十七八度；这边还是十多度的气温，那边寒潮就来了。有很多孩子因为家长没照顾好，受凉感冒了，孩子发烧、流清鼻涕、咳嗽，让家长们痛苦不已。其实，孩子感冒主要问题在肺，肺失宣发肃降，肺气该降的不降了，所以出现咳嗽；鼻为肺之窍，当肺部有问题时，反映在鼻部就是流清鼻涕。这时候，小儿推拿是再好不过的绿色治疗方法，宝妈们可以给孩子试试。

推拿手法

1. 平肝经

肝属木，肺属金，本来是金克木，管制住使肝火不旺，当肺受到外界侵犯时，金无法管制木，为预防肝胡作非为，所以要平肝，肝经位于小孩的食指掌面，从食指指根向指尖方向直推即为平肝经，推 500 次。

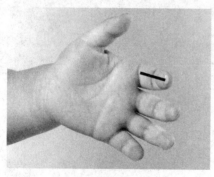
肝经

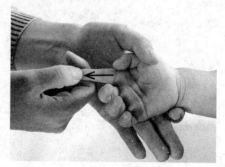
平肝经

2. 清肺经

肺经是从孩子的无名指掌面末节指纹端到指尖成一条直线，从掌面末节指纹端推向指尖为清肺经，推 500 次，可以宣肺清热，止咳化痰。

3. 清天河水

天河水穴位偏凉，清天河水可退热除烦，是退热的主穴。天河水在小孩的上肢的内侧，从手腕到肘窝成一条直线，从手腕向肘窝方向直推为清天河水，推 500 次。

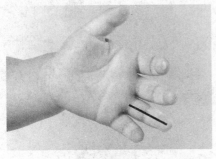

肺经

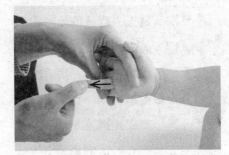

清肺经

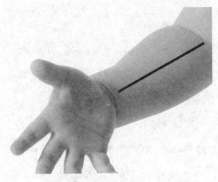

天河水

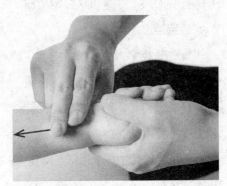

清天河水

4. 清补脾经

清补脾经是将小儿拇指屈曲，以您的拇指端循小儿拇指桡侧缘由指尖向指根方向来回推。孩子着凉感冒为什么要清补脾经呢？肺属金，脾属土，清补脾经是取培土生金之意，促进肺部功能的恢复，所以要清补脾经，推300~500次即可。

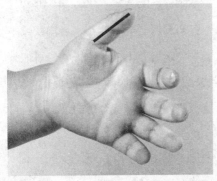

脾经

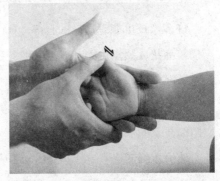

清补脾经

5. 掐五指节

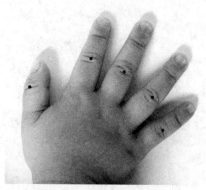

五指节

五指节是指手背部的第一指间关节，掐5~8遍，可以和气血，也就是帮助机体调整阴阳平衡。关于五指节穴跟大家多说一点，有的流派认为五指节穴是指五个指头上的所有关节，也有的认为是上图中的五个指头的关节，这里以插图为准。

给宝爸宝妈的建议

首先是推拿次数要够。有些宝妈不经常给孩子推拿，推几十次可能就感觉比较累，家长要注意推拿的次数一定要够，刺激量要保证，这样推拿才会效果显著。另外，孩子吹空调没什么，但是一定要记得给宝宝盖到肚子，空调温度不要太低，28℃左右最好。

其次是饮食。孩子感冒期间要少食多餐，对于感冒期间的儿童，饮食的护理既要满足孩子的口味，还要注意营养的合理搭配。除早、中、晚餐外，上、下午再各加餐次，食品多以牛奶、鸡蛋羹、水果、果汁、碎菜、稠粥为宜。

再者就是擦鼻涕的窍门。宝宝流鼻涕时，父母可用柔软的手绢、纸巾擦拭，因为宝宝皮肤很娇嫩，擦拭多了会令宝宝感觉不舒服，所以擦鼻涕后可用湿热毛巾捂一捂，再轻轻地涂上一点油脂，防止皮肤皲裂疼痛。

孩子食积感冒、风寒感冒、嗓子疼的食疗方，非常棒

许多家长可能有这样的心得，自己感冒初起时，会有流清水鼻涕、嗓子干痛等症状，熬点生姜、放点红糖，喝上一大碗后盖上被子睡一觉，可能感冒就被驱走了。河南中医药大学第一附属医院儿科主任医师马淑霞说，其实，家里的萝卜、生姜、大葱等也都可以算是中药，如果搭配合理的话，完全可以阻断儿童的一部分感冒。

流清水鼻涕

许多妈妈们会看到自己的孩子精神状态很好，该吃吃、该玩玩，也不咳嗽，

就是鼻子上挂着两条"小虫"。其实，对于这种流清水鼻涕的孩子，家长可取葱白3根（根须要留着哈）、萝卜3片、生姜3片，然后放入水中炖汁，待熟后加入红糖给小儿喂服。一天四五次，待睡醒发过汗后，孩子的鼻涕虫就会不见了。

嗓子干疼

也有些小朋友在感冒时伴有嗓子干疼、鼻塞的症状，此时家长可把梨洗净后切四瓣，待煮熟后放入冰糖或蜂蜜，喂宝宝服用。

食积后感冒

有许多家长发现，自己的孩子食积几天后，感冒就来了。所谓"邪之所凑，其气必虚"，食积后，许多宝宝脾胃不和、气行不畅，那么在冬季里就很容易使寒邪入侵，引发感冒。对此，莱菔子（俗称白萝卜籽）加山楂是个不错的组合。

取莱菔子100克，放在文火上炒熟。然后取等量山楂洗净，将其与莱菔子一同放在水中煲熟，每天分三次喂小儿服用。中医认为，莱菔子具有行气的作用，而山楂则有消积导滞的作用。因此，如果家长把宝宝的食积给搞定了，那么今后的感冒也许会少很多。

如果这些食疗方法仍不能阻止感冒的发展，家长最好及时带宝宝到医院进行治疗。另外，发烧是人体的一种防御性反应，既有利于歼灭入侵的病菌，又有利于孩子的正常生长发育。因此，家长不要急于给孩子退烧，更不可滥用抗生素，而应在医生的指导下进行退烧治疗。

✿ 孩子经常感冒发烧，试试"固表止汗四大法"

小孩子感冒发烧是家长最头疼的事了，很多家长反映孩子老是感冒发烧，还有些家长说孩子一生病就是支气管炎、肺炎，或者久咳不止。其实，只要把孩子的"表"给固住了，孩子不出汗受凉，就不容易感冒发烧了。全国著名小儿推拿专家高清顺这里给各位宝妈推荐"固表止汗四大法"！

这四大法就是补脾经、补肺经、掐肾顶、补肾经。其实大家一看就明白，那就是补脾、肺、肾！为啥要补这三脏呢？这一切都跟"气"有关！中医认为，气的来源有三。

脾生营卫之气，要补脾经

中焦脾为后天之本，为气血生化之源，饮食水谷之气在这里化为人身之营气、卫气，对身体有濡养和保护的作用。所以，孩子要补脾经。用您的左手抓着孩子的小手，用您右手的大拇指顺着孩子大拇指桡侧从指尖向指根直推，就是补脾经了，推300次即可。

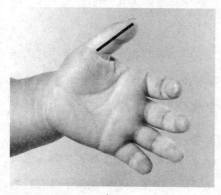

脾经

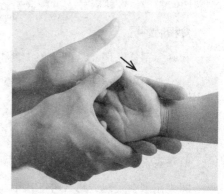

补脾经

肺主一身宗气，要补肺经

肺主气，司呼吸，自然界的清气依赖肺的呼吸功能进入人体，从而化为人身之宗气。因此，孩子要补肺经。补肺经这个手法也非常简单，从无名指的指尖向指根推就可以了，推300次即可。

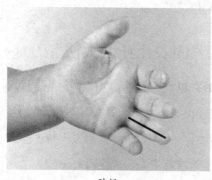

肺经

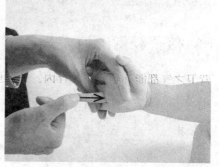

补肺经

肾主元气，要掐肾顶、补肾经

肾为先天之本。人之生，禀受父母的先天之精，藏于肾中，其中一部分

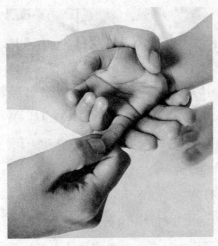

掐肾顶

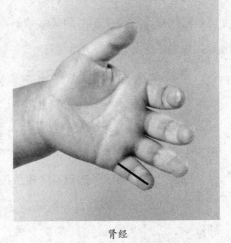

肾经

化为人身之元气。所以，要给孩子补肾经。大家要记住，给孩子补肾经的时候最好配上掐肾顶。先掐肾顶5次再补肾经，效果最好了，这是小儿推拿师的经验。

肾顶穴在孩子小指的指尖上，用您的大拇指掐5次就可以了。肾经穴在孩子小指上，从指尖到指根成一条直线，由指尖推向指根即为补肾经，推300次即可。

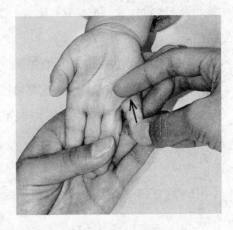

补肾经

如果您的孩子经常感冒发烧，把这套手法做一遍，孩子的元气、宗气、营卫之气都能补到。正气存内，外邪焉敢来犯？

孩子发烧时，为什么有的高烧有的低烧，有的时间长有的时间短

小孩子发烧很常见，但是很多宝妈反映，自己的孩子一发烧就是高烧，所以孩子发烧的时候全家人都心惊胆战的。也有些宝妈反映，自己的孩子生病的时候烧得不高，但是烧的时间特别长，这点很烦人。

为什么孩子发烧的时候，有的孩子高烧，有的孩子烧得不高？有些孩子烧得时间短，有些孩子时间长？咱们一起来看看河南中医药大学第一附属医院儿科主任医师宋桂华的解答。

原因之一：与孩子的体质有关

每个孩子容易得什么病，跟他们的体质有关系。有些孩子看着身体弱、经常生病，但是发烧体温一般不会太高。相反，有些孩子平时身体很强壮、很少生病，但是一生病就会烧得比较高。

原因之二：与孩子的自身免疫反应有关

就像被蚊子咬到以后，有些孩子就起个小红点，有的孩子就会肿很大的红疱，孩子发烧跟免疫功能有关。门诊上经常见到有些孩子，发烧好多天了，也没什么别的症状，就是反复低烧，这就跟孩子的免疫反应不强烈有关。

原因之三：与生病的轻重有关

有些病就容易引起高烧，比如扁桃体发炎，孩子一发烧没商量，就直接奔39℃、40℃去了，有些孩子甚至会高烧抽搐。还有些孩子细菌或者病毒感染比较严重，也容易高烧。

所以，孩子发烧的时候，无论孩子高烧，还是烧得时间比较长，家长都不用担心，只要找准病根儿，对症治疗就可以。

✤ 小儿食积发烧的5大特点

父母都想让宝宝多吃点，但食积了就很容易造成食积发烧。著名儿科专家任献青博士说，食积发烧是因为消化不完的食物积滞在胃里面，很快就会郁而化热，蕴蒸于外，就会引起小儿体温增高。通俗地讲，食物是什么？说白了就是热量，食积了就是身体里的热量积得多了，当然会引起发烧了。引起发烧的原因有很多，怎么知道是食积发烧呢？

根据大量的临床观察发现，食积发烧一般情况下会有这些特点：

第一是久烧不退。食积有内热嘛，内热不退去，孩子当然会烧得时间长一些。这就是为什么孩子发烧时，有些西医大夫给孩子输液、吃药都消不了，但是到了中医儿科大夫那里开一点健脾消积药，烧很快就退掉了。

第二是多伴有五心烦热。家长摸摸孩子的手脚心，明显比别的部位温度高很多，孩子的肚子也会比较热。

第三是大便、放屁都特别臭，这跟食积导致的消化不良有很大关系。

第四是舌苔黄厚。舌为五脏之外候，舌苔黄厚通常说明有食积、内热大。

第五，也是最重要的一条，是有伤食史。比如宝宝食积发烧，如果仔细询问家长，会发现孩子生病前有一次明显吃多了。治疗起来主要还是补脾胃、消积滞、清胃热，用小儿推拿治疗食积发烧效果非常好，家长们可以记住。

请各位宝妈把食积发烧的小儿推拿、食疗法记下来

当父母的最害怕孩子发烧，所以，家长感觉孩子有食积、内热的时候，就用下面的方法给孩子推一推，把疾病消灭在萌芽之中。

补脾经

脾经就是孩子的大拇指桡侧，从指尖到指根成一条直线，从指尖向指根直推就是补脾经，推 500 次即可。

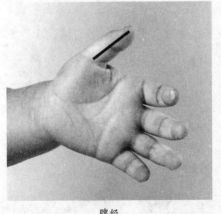

脾经

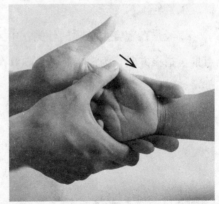

补脾经

揉板门

板门就是在小孩的大鱼际处，按揉 100~300 次，常常与补脾经一起推，治疗小孩食积。补脾经、揉板门可健脾和中、调理胃腑。

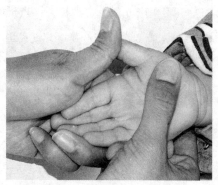

揉板门

清大肠

大肠经是在宝宝食指桡侧缘，从指尖到指根成一条直线，由指根向指尖方向直推即为清大肠，肚子胀的话可推 500 次，不胀就推 200~300 次。

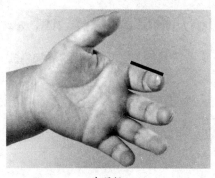

大肠经

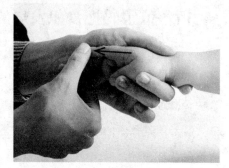

清大肠

清胃经

胃经是在宝宝大鱼际的外侧，由大拇指指根到手腕成一条直线，从手腕直推至指根方向，为清胃经，推 500 次即可。

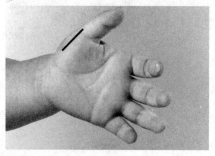

胃经

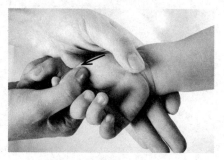

清胃经

顺时针摩腹

即顺时针揉肚子 5 分钟。

清胃经、清大肠、顺时针摩腹都能消积导滞、清胃腑热。

退六腑

六腑在小孩的上肢尺侧，即小指一侧，从手腕到内肘尖成一条直线，从内肘尖向手腕方向直推即为退六腑，做 300 次即可。

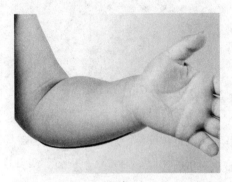

六腑

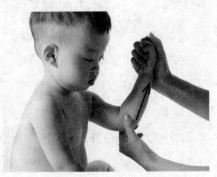

退六腑

清天河水

天河水在小孩的上肢的内侧，从手腕到肘窝成一条直线，从手腕向肘窝方向直推为清天河水，一般做 300~500 次，注意这个穴位是向心方向为清。退六腑、清天河水均可清热泻火。

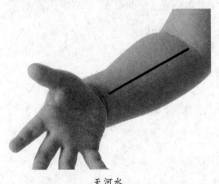

天河水

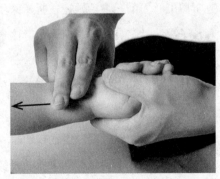

清天河水

捣小天心

如果宝宝睡眠不好，可加捣小天心，小天心在大小鱼际的中间凹陷处，捣 50~100 下。

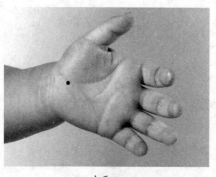

小天心

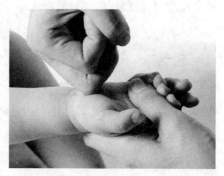

捣小天心

另外，对于食积发烧的孩子，石膏大米粥这个小食疗方真心不错，家长们一定要记下来。取生石膏 30 克，先把生石膏放锅里加上水，大火烧开后换成小火煎上 20 分钟。然后把药汁倒出来，生石膏倒掉。在药汁中加入大米，熬成粥给孩子喝。食积发烧是胃经有热，而生石膏是专泄胃经积热的，该方中生石膏的量适合 3 岁左右的孩子。

🦟 如果孩子高烧、呕吐、精神差，家长一定要警惕这种病

上周有位宝妈咨询，孩子得了病毒性脑炎，要不要做腰穿？因为这种检查听着挺吓人的。最后她还是听从医生的建议做了这种检查，结果出来后发现孩子果然是脑炎，经对症治疗后孩子已经康复出院。

什么是病毒性脑炎

河南中医药大学第一附属医院儿科主任医师赵坤提醒家长们注意，最近得脑炎的孩子非常多，家长一定要注意。病毒性脑炎一年四季都可发病，但夏天的发病率相对较高，也比较凶险，父母要特别注意。另外，病毒性脑炎在发病初期症状不明显，如果孩子高烧不退、呕吐、精神状态差，有的甚至伴有抽风，这时候一定要高度警惕病毒性脑炎的可能。

病毒性脑炎如果不及时治疗，有可能会留下一些后遗症，比如孩子的记忆力减退、智力低下、癫痫或肢体瘫痪等，因此家长一定要积极配合治疗。

怀疑孩子是脑炎，要不要做腰穿

一般来讲，有些孩子得了病毒性脑炎以后，医生经过综合判断，认为孩子的病情可以控制，这时候进行系统治疗就可以了。但是，有些孩子病情进展比较快，为了不耽误救治的时间，医生会建议家长给孩子做腰穿检查。

很多家长对这种检查比较担心，其实，腰穿是腰椎穿刺术的简称，它是从病人脊椎骨间隙内抽取出一定的脑脊液来进行化验分析的一种医学上常用的检查手段。比如说，通过腰穿抽取一定的脑脊液，再通过分析确诊脑脊液是否感染，就可以确诊孩子是不是得了脑炎，这时候治疗就更有针对性。

家长应当注意什么

需要提醒家长注意，有些孩子得了病毒性脑炎病情变化比较快，因此家长切勿看到孩子高烧不退，就四处乱求医，延误病情。

关于病毒性脑炎的预防，家长要注意，首先要注意锻炼身体，注意营养均衡，以增强机体抵抗力；其次，夏天要注意防蚊灭蚊；发现孩子出现高烧不退或伴有呕吐、抽搐等症状时，家长要及时送其就医，以尽量减少后遗症发生。

🌾 小儿发烧的 3A 级家庭护理，宝妈别再手忙脚乱了

孩子一发烧，很多妈妈们会没了主心骨，心里乱糟糟的。一位宝妈说："我家宝宝一发烧，我的手脚都没地方放，在家里走来走去，停不下来，一停下来就不知道怎么办好！"

孩子发烧怎么办

任献青博士说，宝宝发烧了，首先看温度，超过 38.5℃就要上医院去看看。另外，还有一些 1 岁以内的孩子，虽然不是高烧，也要上医院去看看，因为小孩儿病情变化比较快。如果以前有过高烧惊厥史的孩子，发烧的时候也最好上医院去看看。

再者，还有些孩子虽然烧得不高，但精神不好，蔫蔫的，或者睡着叫不醒，这时候也要上医院去看看。

然后还要看伴随症状，很多病都可引起发烧，比如疱疹性咽峡炎、扁桃体炎等，如果孩子伴有咽腔红疹等，最好也要上医院。

一般情况下，孩子发烧无非是感冒、食积等原因引起的，如果孩子大多精神比较好，能吃能玩儿，这时候宝妈就不用太担心啦，密切观察孩子的体温就可以啦。

为什么食积会导致发烧

小儿发烧多半和脾胃积滞有关。因为小儿脾常虚嘛，然后爷爷奶奶、爸爸妈妈都爱让宝宝多吃点、吃好点；还有家里来个客人啊、出去做客啊、参加宴会啊、旅游啊就更别说了，孩子不经意就吃多了吃撑了，或者吃了许多这个年龄不该多吃的食物。积得时间长了，肠胃积得多了，又下不去，积久化火，腾！腾！腾！孩子就烧上来了。包括扁桃体炎、咽峡炎、手足口病都有这样的因素。

孩子发烧怎么进行家庭护理

孩子发烧了，宝妈们度日如年，其实，只要明白怎么护理，照着一步步来就可以了。下面是孩子发烧的3A级家庭优质护理，宝妈们照着做，对小儿发烧的恢复非常有帮助。

1A：饿一饿肚子。尽量少给孩子喂吃的，如果孩子不说饿，一般不用喂。如果孩子说饿了，可以喂流质饮食，比如给孩子熬点稀米粥、撇点米油等给孩子吃就可以。即便是退烧了，也不要很快让孩子吃肉、蛋等不易消化的食物。

2A：多喝温白开水。水是世界上最好的药！孩子发烧，要多给孩子喂些温白开水。多喝水，孩子会多出汗、多排尿，有利于身体带走热量，帮助退烧。另外，多喝水，还可以减少药物对肾脏的负担。如果孩子不愿意喝水，可以适当熬点梨水，或者榨些橙汁让孩子喝。

3A：给宝宝揉揉肚子。孩子发烧，小儿推拿师有个秘诀，他们会建议宝妈们多给孩子揉揉肚子，一定要把肚子揉软。因为"小儿病十有八九是积"嘛。消消积、通通便当然能帮助退烧了。

❋ 小儿感冒发烧，强烈推荐宝妈临阵不乱的做法

宝宝一发热我们这些做家长的往往六神无主、不知所措，我们怎样做才能临阵不乱呢？

其实，儿童感冒发烧几乎占儿科门诊量的一半，几乎每个孩子每年都会发烧，有的宝宝可能每年要发几次烧。所以，对于小儿感冒发烧，宝妈们要有个原则性的了解，这样才不至于慌了手脚！

首先，了解发热的分度和病因

咱们当家长的，要了解发热的分度：腋下温度在37.3~38℃为低热，38.1~39℃为中等度热，39.1~41℃为高热，41℃以上为超高热。

了解了发热的分度，还要弄清发热的病因，发热大致上分为感染性发热与非感染性发热。小儿感染性发热较多，如细菌、病毒、支原体、寄生虫等感染后均可引起发热，此时血常规及病原学检查可辅助查到病因。

其次，不要见发热就输液

家长们不要见发热就输液，尤其是使用抗生素，应有严格的用药指征。小儿感冒发热多为病毒感染引起，因此，多数患儿不需要输抗生素，可先做对症处理，也可选用中药治疗。

中医治疗感冒分为风寒感冒、风热感冒、暑邪感冒以及感冒夹痰、夹滞、夹惊等。应在医师指导下辨证使用药物，不要一发热就用双黄连等药。对于确定是细菌感染者，如化脓性扁桃体炎，应大胆使用抗生素，不要从一个极端走向另一个极端，从滥用抗生素到绝对拒绝抗生素。另外，对有高热惊厥的患儿应在发热后的12小时内想办法控制体温，以免发生抽搐。

最后，饮食调理很重要

发热患儿要注意清淡饮食，合理营养，避免尤其是冷饮、暴饮暴食、过食肥甘厚腻等不良习惯。

最近感冒发烧的孩子特别多，这样推拿很有帮助

天凉好个秋啊！气温骤降十多度，很多孩子中招了，感冒发烧的特别多，发烧、流清鼻涕、咳嗽、没精神。这时候可以试试小儿推拿，能够帮助孩子快速康复。

平肝经

肝属木，肺属金，本来是金克木，管制住使肝火不旺，当肺受到外

界侵犯时，金无法管制木，为预防肝胡作非为，所以要平肝，肝经位于小孩的食指掌面，从食指指根向指尖方向直推即为平肝经，也叫清肝经，推300次。

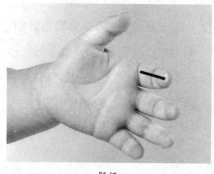

肝经

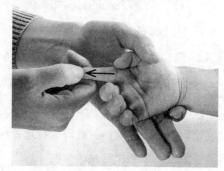

平（清）肝经

清肺经

肺经是从孩子的无名指掌面末节指纹端到指尖成一条直线，从掌面末节指纹端推向指尖为清肺经，推500次，可以宣肺清热，止咳化痰。

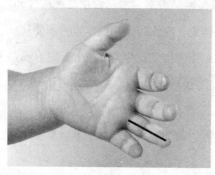

肺经

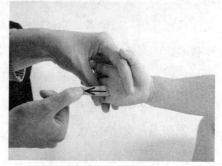

清肺经

清天河水

天河水穴位偏凉，清天河水可退热除烦，是退热的主穴。天河水在小孩的上肢的内侧，从手腕到肘窝成一条直线，从手腕向肘窝方向直推为清天河水，推500次即可。

清补脾经

清补脾经就是将小儿拇指屈曲，以拇指端循小儿拇指桡侧缘由指尖向

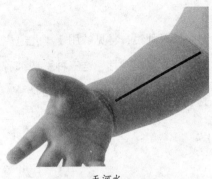

天河水

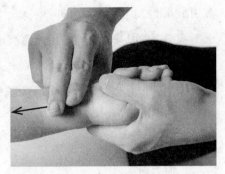

清天河水

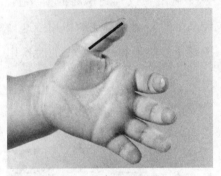

脾经

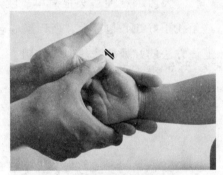

清补脾经

指根方向来回推。孩子着凉感冒为什么要清补脾呢？肺属金，脾属土，清补脾经是取培土生金之意，为了促进肺部功能的恢复，所以要清补脾经，推300~500次。

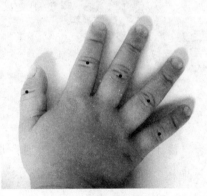

五指节

掐五指节

五指节是指手背部的指关节，掐5~8遍，可以和气血，也就是帮助机体调整阴阳平衡。

🌸 小儿退烧的三种推拿手法，可不敢用错

现在，小儿推拿非常流行，很多家长也学了些这方面的知识。但是，家长在这方面毕竟学得不全面，所以在给孩子推拿的时候一定要慎重，尤其是

在用小儿推拿给孩子退烧的时候。

我们医院从事小儿推拿的专家高山副主任医师说，常见的用于小儿退烧的推拿手法有三种，分别是清天河水、退六腑、水底捞月，这三种手法都有退烧作用，但是也是有区别的，家长们一定要注意。另外，在推拿的次数、轻重、快慢方面也要注意。

推拿手法

1. 清天河水

清天河水这种手法很简单，就是从手腕的横纹推到手肘的横纹上，这条线正好在心包经上，所以逆心包经来推具有清火退烧的作用。这种退烧方法的好处是清热但不伤阴，一般孩子发烧不超过 38.5℃ 的时候用很好。

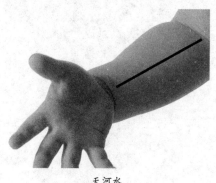

天河水

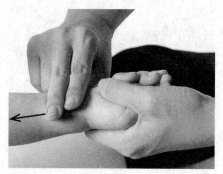

清天河水

2. 退六腑

孩子发烧了，把六腑穴退一退，清一清，也同样可以起到退烧的效果。

六腑穴在小孩的上肢尺侧，即小指一侧，从手腕到内肘尖成一条直线，从内肘尖向手腕方向直推即为退六腑，此穴对于壮热烦渴者效果很好。

但是家长们要注意，退六腑主要针对的是实热，这类孩子除了发烧外，大多还会伴有大便干、口臭、胃口差、肚子胀等，也就是说，上面胃里有食积，下面大肠也不通。这时候用退六腑，胃、大肠通了，烧自然就退了。那反过来，如果孩子没有实热，用这种方法来退烧，就容易伤到孩子。

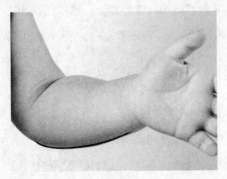

六腑

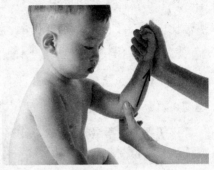

退六腑

3. 水底捞月（或叫水底捞明月）

水底捞月这种方法，是顺着孩子的小指，从指尖往下推，然后再回到手心上，画了个弧。小指是肾经穴，手心是劳宫穴，劳宫穴是心包经上的穴位。用这种手法，意思是引肾水到心包经上，有养阴清热的作用。这种退烧方法很好，低热高热都可以用。

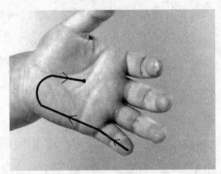

水底捞月

手法的快慢、轻重、多少、是否用药千万要注意

除了推拿方法外，手法也非常重要，同样的穴位，推得越快，泻得越厉害，清热效果越好；手法越重，退烧效果越好；次数越多，退烧效果越好。另外，有些家长在给孩子用过退烧药后，很快又给孩子进行小儿推拿，结果出现孩子体温过低的现象，非常危险，这点家长也要注意。

❀ 孩子高热很恐怖，家长不可不知的护理、推拿小常识

孩子高烧的时候，家长们会非常担心害怕，其实，宝妈们多掌握一些孩子高烧方面的知识，也不用太担心，高烧和别的疾病一样，都是"纸

老虎"!

关于体温的基本常识要知道

小儿正常体温常以肛温 36.5~37.5℃，腋温 36~37℃衡量。通常情况下，腋温比口温（舌下）低 0.2~0.5℃，肛温比腋温约高 0.5℃左右。若腋温超过 37.3℃，且一日间体温波动超过 1℃以上，可认为发热。

所谓低热，指腋温为 37.3~38℃，中度热 38.1~39℃，高热 39.1~40℃，超高热则为 41℃以上，发热时间超过两周为长期发热。

孩子高热是不是很恐怖？家长不可不知道这些小知识

1. 注意孩子的精神状态。如果孩子发热虽高，但精神尚好，服药退热后仍能笑能玩，与平时差不多，说明孩子病情不重，可以放心在家中调养。若孩子精神萎靡、倦怠、表情淡漠，则提示病重，应赶快去医院。

2. 观察孩子面色。如果孩子面色如常或者潮红，可以安心在家中护理；若面色暗淡、发黄、发青、发紫，眼神发呆，则说明病情严重，应送医院。

3. 观察孩子有无剧烈、喷射性呕吐，如果有则怀疑颅脑病变，应去医院。

4. 观察孩子有无腹痛和脓血便，不让按揉的腹痛提示急腹症，脓血便提示痢疾等，也必须上医院。

高烧的孩子如何家庭护理

如果孩子仅有高热，没有上述各种并发症出现，尽管退热缓慢，或者时有反复，也不必担心，应该耐心在家中治疗、护理，可采取如下措施：

1. 保持环境安静、舒适、湿润，室内定时通风，成人不要吸烟。

2. 发烧是机体对抗外来微生物入侵的保护性反应，有益于增强机体抵抗力，因此，38.5℃以下的体温不必服退热药。只有体温超过 38.5℃以上，才需采取退烧措施。很多家长一看孩子发烧就害怕，开始吃感冒药各种药，长期这样会导致宝宝的免疫力严重下降！

3. 病儿的衣服不宜穿得过多，被子不要盖得太厚，更不要"捂汗"，以免影响散热，使体温升得更高。

4. 要鼓励孩子多喝白开水。发热后孩子食欲减退，可准备一些可口和易于消化的饭菜，选择孩子体温不高，或吃药退烧后的时机进食，但不要吃得太饱。

5. 保持大便通畅。

小儿推拿退烧效果好

高热是很多疾病中常见的一种症状，感染性疾病、非感染性疾病和过敏反应等情况都可以引起高热，当人体的体温过高时，对人体是一种伤害，所以必须要退热。小儿推拿中有一些专门退热的手法，给家长们介绍一下。

1. 清天河水

清天河水就是自腕横纹推向肘横纹 500 次，能清热泻火。如果宝宝高热，可用打马过天河的手法，用食、中指蘸凉水自腕横纹处，一起一落弹打至肘横纹，同时用口随之吹气，此时手法一定要做到位，刺激量要够，否则退热效果不佳。

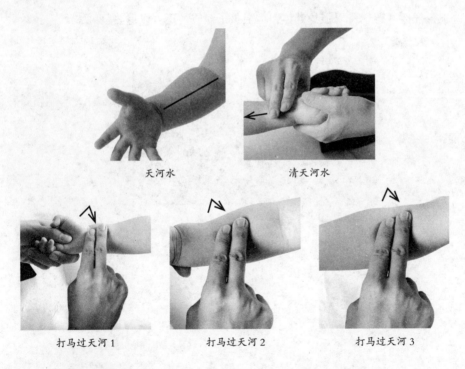

天河水　　　　　　　　清天河水

打马过天河 1　　　　打马过天河 2　　　　打马过天河 3

2. 退六腑

六腑在小孩的上肢尺侧，即小指一侧，从手腕到内肘尖成一条直线，从内肘尖向手腕方向直推即为退六腑，推 500 次，此穴对于壮热烦渴者效果很好。

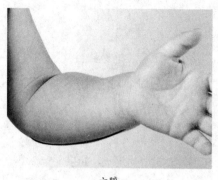

六腑

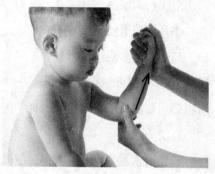

退六腑

3. 捏脊

就是家长用两手的食指和拇指将小儿脊柱上的肌肉轻轻捏起，从下往上，捏 5~8 遍，可以强身健体，增强孩子体质，还可以退热。

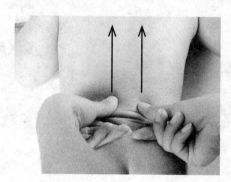

捏脊

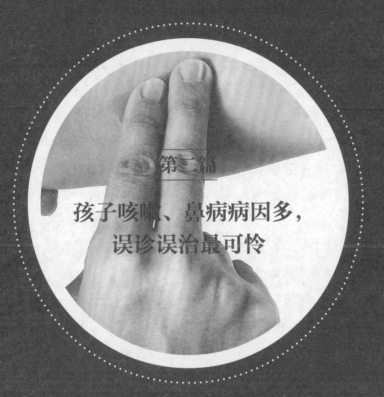

第二篇

孩子咳嗽、鼻病病因多，
误诊误治最可怜

孩子"咳儿、咳儿"一两个月不见好，到底啥原因

1岁3个月的彬彬最近嗓子里好像有痰一样，整天咳个不停。有时候，他还像大人一样深深地叹一声气，好像喘不过来气一样。妈妈带他到医院就诊时被确诊为小儿肺炎，在选用阿奇霉素、头孢地嗪等药物进行输液治疗了两周后，小彬彬的咳嗽仍然没有停止，嘴角上也开始出现鹅口疮。

大夫对孩子做了仔细的检查后发现，小宝宝肺部没有任何啰音，也没有感冒发烧的症状。彬彬的妈妈把孩子最近做的心电图、胸片、血常规等检查让大夫看，也都正常。

想必很多家长都有类似的烦恼，孩子"咳儿、咳儿"不停，听着就心焦，这到底是怎么一回事啊？其实这就是一个单纯的多痰症状。有调查表明，儿科门诊上呼吸道疾病的患儿可以占到总数的60%左右，而小儿久咳的发病率也是非常之高。现在许多家长都担心宝宝咳嗽可能是肺炎、哮喘等疾病，因此会病急乱投医，甚至长时间大剂量使用抗生素治疗。其实，小儿久咳如果盲目选用大剂量抗生素，不仅会造成其免疫力低下，还会引发一些不良反应，上面这个小宝宝的鹅口疮就是拜激素的不良反应所赐。

事实上，有一些久咳的孩子就是呼吸道分泌物过多所致，也就是中医常说的痰湿阻滞，家长也千万不要给久咳的患儿乱扣帽子。而对于这种单纯的痰湿咳嗽，中药治疗的效果非常明显，只要选用一些止咳化痰的中药，如二陈丸、顿咳散等进行治疗，用不了几天，患儿的咳嗽症状即会消失。

有句古语叫"鱼生火，肉生痰，萝卜青菜保平安"，这句话家长一定要牢记，久咳患儿的饮食一定要注意清淡，多吃萝卜、青菜，这对小儿机体代谢功能的恢复非常有帮助，肉类、鱼、虾等肥甘厚腻的食物千万不要多吃。另外，现在许多家庭都有暖气、空调，一定要注意室内的湿度及通风。

🐝 孩子支原体咳嗽老不好，是因为没弄清"假阴性""假阳性"

先说明一下，没有支原体咳嗽这种说法，这里说的支原体咳嗽是支原体感染引起的咳嗽，标题为了通俗易懂才这样说的，请大家理解一下。支原体引起的咳嗽让很多妈妈无比痛苦，看着孩子支原体阳性的检查单，如何把它转阴成了很多妈妈心中的梦。其实，河南中医药大学第一附属医院儿科主任医师宋桂华说，孩子支原体咳嗽老不好，是因为没弄清"假阴性""假阳性"。

为什么孩子支原体检查阴性，也给用阿奇，而且还很有效

3 岁的小明明最近总是干咳，一阵一阵的，夜里咳得很重，白天却不怎么咳嗽。去做了个支原体检查，结果显示阴性。大夫给孩子开了 5 天的阿奇霉素，孩子吃了两天就不咳了，大夫叮嘱，按疗程把药吃完。明明的妈妈很不理解，孩子支原体又不是阳性，为什么要吃阿奇？而且很奇怪，吃了为什么还能好？

这想必是很多家长的困惑，其实，这就是支原体"假阴性"造成的。打个比方说，我们被蚊子咬了，有的人身上会很快肿起来个大红疙瘩，但是有的人却没一点反应。支原体检查有它自身的局限性，有些孩子就是对这种检查不敏感。还有一些孩子是刚开始发病，化验的指标达不到，这时候当然结果会显示阴性了。

这时候就需要大夫的经验来判断了，像上面的孩子，夜间干咳是支原体感染的一大特性。也就是说，不能盲目绝对地相信检查结果。大夫是治人的病，而不单纯是治病！

孩子咳嗽老不好，警惕"假阳性"

阳阳的妈妈因为孩子支原体阳性，两个月里前前后后找了 5 个儿科大夫，孩子的支原体依然是阳性，而且孩子仍然反复咳嗽。阳阳妈妈说："我都快疯了！"后来，阳阳吃了半个月的小中药，咳嗽反而好了。

支原体感染会导致孩子反复咳嗽，注意，是"会"，不是"绝对"！也就是说，支原体阳性并不一定导致孩子咳嗽。有些孩子咳嗽，可能跟支原体

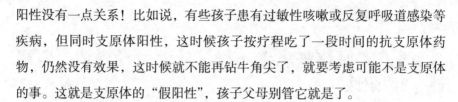

阳性没有一点关系！比如说，有些孩子患有过敏性咳嗽或反复呼吸道感染等疾病，但同时支原体阳性，这时候孩子按疗程吃了一段时间的抗支原体药物，仍然没有效果，这时候就不能再钻牛角尖了，就要考虑可能不是支原体的事。这就是支原体的"假阳性"，孩子父母别管它就是了。

"真阳性"的支原体感染，确实容易反复咳嗽

支原体感染，本身就不容易好干净，容易反复发作，有些孩子支原体阳性，反复咳嗽、发烧，这是支原体"真阳性"，系统对症治疗就可以了。当然，如果能配合中药或者单用中药治疗，同样能达到治愈的效果。

总之，咳嗽是一种症状，很多病都会引起，尤其是反复咳嗽，家长一定要配合医生找到病根并进行对症治疗，这才是快速止咳的终南捷径！

难缠的"食积咳嗽"其实不难治

食积咳嗽最难缠，容易反复发作，让宝妈们头疼不已。河南中医药大学第一附属医院儿科主任医师闫永彬说，小儿食积咳嗽在门诊上非常常见，家长们如果明白食积咳嗽的发病原因，对疾病的治疗和预防都有非常积极的作用。

为什么食积会咳嗽

家长们不理解，食积是胃肠道的事，咳嗽是肺的事，食积怎么会引起咳嗽呢？道理很简单，胃与大肠相通，如果孩子食积的话，胃中就有热，就会传导到大肠，孩子就会出现大便干、肚子胀等症状。而肺与大肠相表里，大肠经之热就会传导到肺经。胃、大肠、肺都主降气，但有热邪的时候就会上逆，这时候孩子就会咳嗽。所以中医常说"腑气不通，肺气不降"，就会导致咳嗽。"五脏六腑皆令人咳，非独肺也"就是这个道理。

食积咳嗽最常见于两种咳嗽，一种是食积内热引起的感冒咳嗽，另一种是单纯的食积咳嗽。

食积内热引起的感冒咳嗽

感冒是种常见病，宝妈很奇怪，别人家孩子感冒了，流几天清水鼻涕就好了，为什么我的孩子又是咳嗽又是发烧呢？这就跟食积有关。

门诊上经常见到一些因为感冒来看病的孩子，一检查，肚子发胀、便秘或者腹泻、舌苔厚、口臭、呕吐等，这就跟食积有关。这时候给孩子开中草药方的时候，有经验的儿科大夫会加上枇杷叶，因为枇杷叶除了有止咳的作用，还可以降胃气。《本草再新》中说它"清肺气，降肺火，止咳化痰"，《本草纲目》中说它"和胃降气，清热解暑毒"。把孩子的胃气降一降，感冒咳嗽就会好得快一些。

经常性的食积咳嗽

还有一些孩子，因为有食积内热的缘故，不感冒的时候也会咳嗽。孩子以咳嗽为主，但是一查，有明显的食积。这时候只要消食积通大肠，腑气一降，孩子就不咳嗽了。

中医有个非常经典的方子，叫"宣白承气汤"，只有生石膏、生大黄、杏仁、瓜蒌皮简单的四味药，但是治疗食积咳嗽效果非常好。这个方子里，生石膏清肺胃热；生大黄泻热通便；杏仁粉宣肺止咳；瓜蒌皮润肺化痰，诸药同用，可使肺气宣降，腑气畅通，痰热得清，咳喘可止。"宣白"指宣通肺气；"承气"谓承顺腑气，所以起名叫"宣白承气汤"。

需要提醒家长们，这个方子需要在医生的指导下加减使用。

食积咳嗽试试这个妙方

孩子吃多了容易食积，食积了容易咳嗽。很多家长不注意，经常给孩子吃得饱饱的，孩子就容易反复咳嗽。这类孩子的咳嗽有个特点，就是平常不咳嗽或者咳得轻，但是一吃多就咳，有些还会伴有呕吐。

河南中医药大学第一附属医院儿科周正主任医师说，食积咳嗽，类似于西医上的胃食管反流性咳嗽。孩子吃多了，肚子比较胀，这时候胃肠就会蠕动异常。如果胃向上抖动，孩子嗓子就会不舒服，这时候就会咳嗽。从中医上说，胃气以降为顺，才能通过小肠、大肠完成消化吸收。

所以，治食积咳嗽，最根本的还是消食积。中医上有些大夫"见咳不治咳"，反而止咳效果特别好，就是这个道理。

食积咳嗽，家长要注意控制孩子的饮食。另外，也可以试试下面这个食疗方。用陈皮、生姜、梨熬成水，给孩子喝。这个方子消食积、化痰、止咳都挺好。另外，如果孩子夜里咳嗽比较厉害，还可以加上3瓣蒜，因为蒜性味辛温，消食积、下气。这个方子周老师在门诊上经常给家长们推荐，大家反响非常好。

对食积咳嗽有效的小儿推拿

如果说宝宝因为感冒咳嗽了，家长们都很容易理解，对于食积咳嗽，可能有些疑惑。其实《黄帝内经》中早就有论述："五脏六腑皆令人咳，非独肺也。"小儿为纯阳之体，食滞胃脘之后，很快就会郁而化热，胃热上熏于肺，就会引起肺气的宣发肃降功能失常，从而引起咳嗽。

食积咳嗽有什么特点呢？家长要注意：食积咳嗽常伴有食欲下降、腹胀、发热、舌苔厚腻、小便黄等，往往有伤食史。食积咳嗽的主要原因当然是食积，所以我们推拿的手法主要还是清法，消积导滞、清热宣肺止咳。

下面是调理小儿食积咳嗽非常有效的一套手法。之前有一位宝宝就是食积咳嗽，妈妈带着她上医院做血常规等检查，各项指标都正常。后来用这套手法推完之后，当天拉了两次大便，尿了几次，第二天咳嗽就轻多了。手法如下：

1. 清胃经

孩子的胃经穴是一条直线，在孩子大鱼际的桡侧，从掌根到大拇指根就是了，用您的左手抓着孩子的小手，右手大拇指指肚放在孩子掌根上，向大拇指指根方向直推就是清胃经，推 500 次即可。

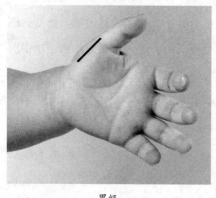

胃经

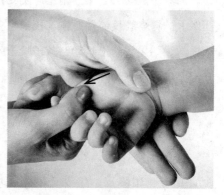

清胃经

2. 清大肠

大肠经就是在食指靠大拇指侧成一条直线，从指根向指尖方向直推即为清大肠，推 300~500 次即可。

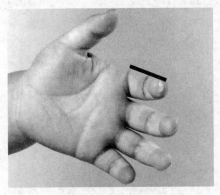

大肠经

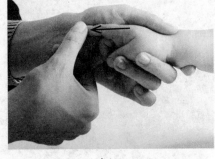

清大肠

3. 清肺经

肺经是指从孩子的无名指掌面末节指纹端到指尖成一条直线，从掌面末节指纹端推向指尖为清肺经，推 500 次，可宣肺清热，止咳化痰。

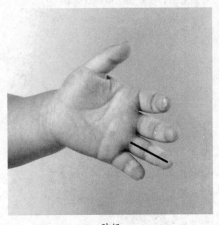

肺经

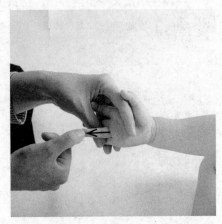

清肺经

4. 顺时针摩腹

顺时针摩腹也就是给孩子顺时针揉肚子，顺时针为泻法，可清利肠腑，当孩子的肚子软乎乎的时候，他也会很舒服，所以摩腹时间要长，最少 5 分钟。

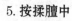
5. 按揉膻中

膻中穴位于孩子两乳头连线的中点，按揉3~5分钟，能宽中理气，宣肺止咳。

6. 分推肩胛骨

在肩胛骨内侧从上向下分推，称为分推肩胛骨，做300次，可调补肺气，止咳化痰。

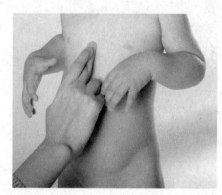

按揉膻中

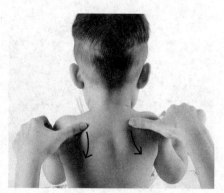

分推肩胛骨

7. 补脾经

脾经在小儿大拇指的外侧，从指尖向指根方向直推100~200次即是补脾经，脾属土，肺属金，补脾可培土生金，补益肺气。

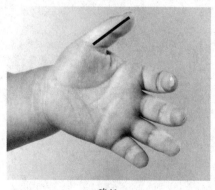

脾经

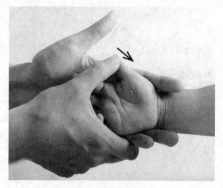

补脾经

8. 揉丰隆

孩子如果咳嗽伴有痰多者可加丰隆穴，丰隆穴位于小腿外侧中点，按揉

50~100次，可温阳化痰。

　　另外需要提醒家长们一点，很多家长喜欢给宝宝泡菊花、金银花等凉茶喝，认为孩子容易火大，经常喝这些凉茶是可以祛火，但长时间给孩子喝凉茶会使宝宝的脾胃更弱，这些东西毕竟是药，而且药性偏凉，平时最好让孩子喝白开水。

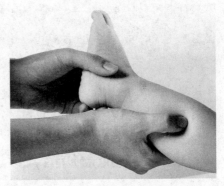

揉丰隆

可乐一类的碳酸饮料就更不要喝了，尤其在孩子生病期间。

🌿 孩子经常咳嗽、嗓子有痰，这样才能把根除

　　经常有妈妈反映，自己的孩子嗓子里就像有痰一样，呼噜噜的，一直都是这样，也好不了。有时候，孩子还会咳几声。孩子还有个问题，那就是身体弱，经常容易反复感冒发烧。关于这个问题，咱们请河南中医药大学第一附属医院儿科的成淑凤教授给大家解答。

　　家长感觉孩子嗓子里经常有痰，这种情况在门诊上非常多见，一般情况下它跟孩子以前得过肺炎、支气管炎等呼吸系统疾病有关。比如说，最近几年有个新的提法，叫"迁延性支气管炎"，"迁延"就是迁延不愈的意思。孩子得了支气管炎以后，通过抗生素等治疗，感染已经得到了较大程度的控制，这时候孩子也不咳嗽了、也不发烧了。

　　但是，感染不是完全消除了，再用抗生素等治疗效果也不明显了，这时候气道就会留下慢性的炎症，有炎症就会形成分泌物，所以孩子就会出现嗓子有痰的情况。打个比方说，就好像山林着火了，救火大部队出现了，他们把大火给扑灭了。大火灭了以后，救火大部队在这儿也没什么用了，就撤走了，但这时候还有火星存在，它隔三岔五还会起小火苗。

　　所以说，这就是治病不彻底，留下了个病根儿。

　　出现这种情况，用西药效果就不明显了，但是中药就比较有优势。因为中药里有很多宣肺化痰、扶正祛邪的药物。

前面说过，这类孩子大多身体比较弱，所以这时候可以开些中药让孩子坚持吃一段时间。比如南沙参可以化痰，北沙参可以养阴，前胡可以除内外之痰（《药性赋》里明确说，“前胡除内外之痰实”），橘络可以顺气活血、通络化痰，再加上些扶正祛邪的中药，孩子吃一段时间，不仅可以把嗓子里的痰消了，还可以让孩子的身体更加强健。

止咳药会掩盖病情，孩子吃还是不吃

关于止咳药的问题，家长们容易出现两个不同的观点。

观点一：孩子咳嗽的时候不能吃止咳药，吃了以后气道里的分泌物咳不出来，会掩盖病情，当时是不咳嗽了，过阵子还会复发，甚至更严重。

观点二：孩子咳嗽了就得吃止咳药，原因很简单，孩子咳得那么厉害，“急则治标，缓则治本”，应当先把咳嗽止住，然后再慢慢治。

关于这个问题，河南中医药大学第一附属医院儿科主任医师闫永彬说，其实，上面两种观点都比较片面，临床上还是应当灵活运用。

咳嗽是人体的一种保护性反应

咳嗽的治疗，一定要辨证，不能见咳就治咳，还是要看疾病。咳嗽是人体的一种保护性反应，目的是将气道里的分泌物、异物咳出来。比如说，吃米饭的时候呛着了，通过咳嗽就可以把进到气管里的米粒咳出来。所以，家长也不用听到孩子咳嗽就心烦。

以干咳为主的可以用止咳药

咳嗽的目的虽然是为了把分泌物、异物排出体外，但是，有些孩子以干咳为主，嗓子里就没东西，再保护也咳不出来。并且，有些孩子咳得很重，甚至已经咳出来血了。孩子以干咳为主，晚上也咳，这时候就会影响孩子休息，睡眠不好第二天身体的抵抗力就差，抵抗力差就会加重咳嗽，这样就形成了恶性循环。以上这种情况可以用止咳药，先不让咳嗽那么重，然后再进行对症治疗。

有痰的咳嗽最好不用止咳药

孩子咳嗽的时候，嗓子里有痰，这时候必须要咳出来。此时就不建议用止咳药，最好的治疗方法，一是化痰，就是把痰稀释，然后咳出来；二是通过中医、西医控制痰源，不再生痰。没有痰了，孩子自然就不咳嗽了。儿科门诊上"见咳不治咳"就是这个道理。

可待因等中枢性止咳药家长一定要慎用

止咳药中，有一种是中枢性止咳药。人咳嗽的时候，大脑的咳嗽中枢会发出指令，气道打开、膈肌收缩上抬、胸壁收缩、肋间肌收缩，形成一个反射弧，人就会完成咳嗽动作。

但是，有些中枢性止咳药，比如可待因，孩子吃了之后咳嗽中枢神经就受到强力的抑制，发不出指令。孩子一吃就不咳嗽了，家长一看，这效果太明显了。殊不知，孩子有痰咳不出来，越积越多，将来病情会更重。

这点，家长们要千万注意！

🐦 孩子早晨咳、夜里咳、活动后咳，分别是怎么回事

孩子咳嗽可以说是五花八门，所以也让宝妈们非常头疼。其实，如果仔细来区分的话，还是有规律可循的。

先说说早晨咳嗽

很多宝妈反映，孩子就早晨起来的时候咳那几声。上医院看看吧，好像犯不着；但是不上医院看吧，心里又不静，真是不知道怎么办才好了。河南中医药大学第一附属医院儿科主任医师闫永彬说，这种情况在门诊上也比较常见。

首先限定一下时间上的范围，这类孩子白天晚上都不咳嗽，就是单纯的晨咳。如果除了晨咳外，夜里也咳白天也咳，那就不好说是什么病了，因为很多病都会引起小儿咳嗽。孩子晨咳，家长们只关注到了咳嗽，其实，如果家长们留意的话，会发现这类孩子大多嗓子里还"吼吼"有痰。也就是说，咳嗽本身是人体的一种保护性反应，目的是将气道中的异物咳出来。

孩子晨咳，大多跟上气道咳嗽综合征有关。上气道咳嗽综合征，也叫鼻后滴流综合征，也就是孩子鼻部疾病引起分泌物倒流到咽喉或者气管等部位，引起咳嗽。早晨起来后体位发生变化，分泌物倒流，当然就会咳嗽了。

判断孩子是不是上气道咳嗽综合征，家长们可以让孩子张开嘴，用个小手电照一下。如果是的话，会发现孩子的嗓子里挂着很多黏黏的像鼻涕一样的分泌物。这是一种炎症嘛，不管它当然好不了，所以家长们会发现，孩子晨咳的情况会持续很长时间。

现在明白是怎么回事了吧？如果您的孩子有这样的情况的话，最好还是上医院去看看吧。小一点的孩子，到医院进行一下冲洗、吃点药，炎症消了，气道分泌物没有了，孩子自然就不咳了。年龄大一点的孩子，家长要提醒他们不要老是吸鼻子，也可以帮助孩子做一下鼻腔冲洗。

相比而言，孩子夜里咳嗽更常见

孩子夜里咳嗽，宝妈们最头疼了。孩子正睡着，"咳儿、咳儿……"咳几声，有的孩子还会从睡梦中咳醒，但是奇怪的是，孩子白天倒不怎么咳嗽。小儿夜咳很常见，也不是太好治，很多宝妈带着孩子四处求治都治不好。河南中医药大学第一附属医院儿科主任医师闫永彬说，小儿夜咳最常见于三种疾病，家长们可以对照着简单鉴别一下。

1. 胃食道反流

有些孩子有吃夜奶的习惯，有很多宝妈喜欢这样喂养孩子，很多宝妈说："把孩子喂得饱饱的，她一觉睡到大天亮，我自己也省事。"

还有些孩子晚餐吃得特别饱，不仅是孩子，这也是咱们国人一个很不好的习惯，白天忙了一整天，很多父母中午因为工作的原因都见不到孩子，结果晚上回家带回来大鱼大肉，孩子甩开腮帮子猛吃猛喝，吃得打饱嗝，有些孩子甚至会呕吐。小孩子的胃口本身就比较浅，晚上躺下的时候很容易出现食物反流，引起咳嗽。

所以，如果你细心观察，发现孩子哪天晚上吃得过饱，就会出现夜咳或咳嗽加重，不妨把晚饭减减量，说不定孩子就不咳啦。

2. 过敏性咳嗽

过敏性咳嗽这个词相信很多家长都不陌生，但是对这个词也非常头疼。到底什么是过敏性咳嗽？其实就是孩子的气道比较敏感，比如说，孩子对冷空气过敏，或者气管以前发过炎、得过肺炎，有的孩子甚至大声说几句话，气道的气压一增加，就出现咳嗽。

过敏性咳嗽的孩子，除了夜里咳嗽外，还会出现晨咳。如果孩子有午睡的习惯的话，午觉睡醒后，也会咳嗽。也就是说，夜间、早晨、午后这三个睡觉的时间点会有咳嗽。

3. 咳嗽变异性哮喘

哮喘很多家长都理解，但是孩子单纯咳嗽，大夫说孩子是哮喘，家长大多理解不了。其实也很简单，这类哮喘的孩子变异了，变异成咳嗽了。这类孩子的咳嗽大多以夜间咳嗽为主，而且是干咳，几乎没有痰。

这类孩子家长也不用头疼，如果确诊为咳嗽变异性哮喘，按哮喘对症治疗就可以了。

接下来说说活动后咳嗽

有很多宝妈反映，孩子一活动就咳嗽。自己的孩子跟别人家的小朋友一起玩，别人疯蹦乱跳都没事，但是自己的孩子不行，玩得剧烈一些就得站那咳好一会儿，自己的孩子怎么这么娇气？

河南中医药大学第一附属医院儿科主任医师闫永彬说，孩子平时一声都不咳，晚上也不咳，但是活动后咳嗽，这种情况在门诊上见得也不少。家长们多想不通这是什么道理，其实很简单，咳嗽是因为气道受到了刺激。

咱们都知道，受凉受热的时候，孩子会咳嗽，这是受到了冷热的刺激；在家做饭的时候闻到辣椒的味道的时候会咳嗽，这是受到了气味的刺激；空气中飘过尘土、花粉也会咳嗽，这是受到了微小异物的刺激。

那么，还有一种刺激，那就是压力的刺激。

压力的刺激，就是气流产生的压力对气道的刺激。有些孩子肺活量小，这时候气流对气道的压力比较大，所以人体就会自然地产生一种保护性的反射，这时候孩子就会咳嗽。最常见的，孩子哭的时候会咳嗽，也是同样的道理。

那么，这种活动后咳嗽正常吗？当然不是，如果孩子的气道比较敏感，这种情况多见于孩子肺炎、支气管炎等疾病的恢复期，也有些孩子是气道高反应。所以，咱们的宝妈们要注意，孩子出现这种情况还是要积极找儿科医生进行治疗，可别延误了病情。

孩子咳嗽轻重与病情轻重能画等号吗

有位宝妈问了一个问题，也是很多家长们特别关心的问题："孩子咳嗽轻重与病情的轻重有关系吗？是不是咳嗽越重孩子的病情就越重？"我们请河南中医药大学第一附属医院儿科主任医师闫永彬给大家解答一下这个问题哈！

孩子咳嗽不重没在意，差点酿成大错

上周有位宝妈的孩子刚因大叶性肺炎住院，她说："孩子就是发烧，也不怎么咳嗽，自己也没怎么在意，当时大夫让拍片检查，自己感觉有射线，不想给孩子做，就回家自行给孩子用了退烧药，没想到烧也没退下去，孩子却开始没精神，赶紧送医院，经检查被确诊为大叶性肺炎！"

咳嗽是一种保护性反射，因为呼吸道中有不干净的东西，所以身体想通过咳嗽排出去，保护肺脏。因此，孩子咳嗽不是坏事。孩子不会无缘无故地咳嗽，孩子咳嗽了，肯定是有诱因的。

孩子咳嗽与病情轻重有没有关系呢？一般来讲是没有的！

咳嗽轻重与气道敏感度有关

有些孩子的气道比较敏感，生病的时候咳嗽就比较重。有些孩子不敏感，那咳得就比较轻。比如今天厨房里炒辣椒了，有的孩子闻到一点点刺激的气味，就要咳半天，有的孩子就没感觉，这就是气道的敏感度不一样。

咳嗽轻重与有没有咳嗽受体有关

咳嗽受体，通俗讲就是能导致咳嗽的一种特殊蛋白质。一般来讲，气管、肺、咽喉等都有咳嗽受体，所以，得了感冒、支气管炎、肺炎的时候孩子就会咳嗽。

相对来讲，气管中的咳嗽受体比较多，所以我们一吸入刺激性的气体就会咳嗽。但是，呼吸系统中也有些部位没有咳嗽受体，比如肺泡中就没有，所以孩子得了大叶性肺炎反而不怎么咳嗽。

同一种疾病咳得越狠病越重

细心的妈妈可以留意一下孩子的咳嗽，因为很多疾病反复发作会导致反复咳嗽，比如哮喘、支原体感染等。就拿支原体感染来说，很多孩子支原体感染老是好不了，如果孩子同样是由支原体感染引起的，而这次咳嗽比上次重，那就意味着病情也比上次重，这点妈妈们要注意。

孩子食积、肚胀、咳嗽了，熬点陈皮萝卜水就非常管用

现在生活条件好了，宝宝吃的东西过于油腻、过于饱，很伤脾胃，也很容易食积，每天因为食积感冒发烧的孩子不计其数。

儿科主任医师任献青博士说，消食积，可以用陈皮萝卜水，效果非常好。根据反馈，很多宝宝喝后，明显口气减轻，大便变好。看到自己能使宝宝们越来越好，真的很开心。那我来讲讲这陈皮萝卜水的作用机制。陈皮在中药中，可以理气、消积、健脾；萝卜能消食、止咳，又能清胃热，两者配合更是事半功倍，而且非常安全，全是食物。

孩子不是每天都喝水吗？把白开水换成陈皮萝卜水就好。

做法很简单，取白萝卜250克，陈皮3克，将萝卜切碎，与陈皮一同煎煮，感觉萝卜熟了就可以啦。

提醒家长们一下，这个小食疗方不仅可以消食积，还有化痰、止咳、消腹胀的作用。所以，如果感觉孩子食积了，肚子胀胀的，或者有轻微的咳嗽，可以试试这个小妙招。

秋燥当令孩子咳嗽，三道药粥来润肺

天气转凉了，这段时间，孩子咳嗽的特别多，有些妈妈就想不通了，孩子哪哪都看着正常，为啥就是每天咳嗽那么几下呢？到底是怎么回事？

肺脏最喜欢什么、最讨厌什么

按中医五行学说，秋应肺金，因为五行中秋属金，中医学中肺属金。而肺的天性是喜润恶燥，喜"湿"不爱"干"。而大家都知道这个秋季，多风、天干，特别是这一段时间，天气又热，容易生燥。孩子脾肺娇弱，会更容易被秋燥所伤。如果这时候不给孩子多润润肺，那孩子会经常感冒、咳嗽甚至

发烧。因此，一定要从内部调养，给它足够的水分。

秋季适合吃些滋阴润燥的食物，像梨、银耳、百合、山药、鸭肉、花生、枇杷、蜂蜜、马蹄、藕、杏仁、冬瓜、白菜、萝卜、山药、薏米等。

润肺止咳食疗方

这里给妈妈们推荐几款营养汤，让孩子不咳嗽、不生病。

1. 山药百合莲子粥

山药补脾养胃、生津益肺、补肾；百合润肺止咳、甘凉清润，主入肺、心两经，长于清肺润燥止咳；加莲子能养心安神、补脾强胃。对于脾胃虚、肺热咳嗽、心烦失眠效果都很好。它们一起大火煮开，小火煮四十分钟即可。

2. 虾米冬瓜藕粥

虾米壮骨补钙；冬瓜具有润肺生津、化痰止咳的作用；藕健脾、清热生津、凉血，它们三个配合，既能补脾壮骨，又能滋阴止咳。冬瓜、藕先切小块煮熟，加入虾米再煮五分钟，加入调料，制作简便，味道还很鲜美。

3. 银耳雪梨百合粥

银耳养阴补虚、滋阴润燥，常用于肺热咳嗽、肺燥干咳；雪梨有润肺清燥、止咳化痰；百合润肺止咳，甘凉清润，主入肺、心两经，长于清肺润燥止咳。此方比较凉，对于干咳且位置比较深、嗓子疼的效果非常好。银耳泡发后，扯碎，与雪梨、百合共煮至黏稠即可。

孩子咳嗽别误诊，有没有痰好区分

孩子一咳嗽，很多家长就晕了，到底是啥病啊？河南中医药大学第一附属医院儿科主任医师闫永彬博士说，有个最常见的分类就是看孩子嗓子里有没有痰，没痰是干咳；有痰是湿咳。

干咳

干咳的孩子，嗓子里的痰特别少或者就没有。在门诊上，小儿干咳时间比较长的常见于三种病，分别是咳嗽变异性哮喘、过敏性咳嗽、感染后咳嗽。

孩子突然出现干咳，也就是说孩子出现急性干咳，最常见的是支原体感染。

湿咳

孩子咳嗽的时候嗓子里有痰，最常见于三种疾病。

一是上气道咳嗽综合征，也叫鼻后滴流综合征，也就是说，孩子鼻部疾病引起分泌物倒流到咽喉或者气管等部位，引起的咳嗽。

二是迁延性细支气管炎。孩子得了这种病，咳的时间会比较久，家长带着孩子四处就诊，总也看不好。原因很简单，这种病一般的 CT 看不出来，需要高分辨率的 CT 才能检查出来。一些小医院或者实力较弱的医院没有这种高分辨率 CT，自然查不出来病因。闫永彬博士说，在门诊上就遇到一个孩子，前前后后咳了一年多，怎么都看不好，后来来到门诊，一做 CT 检查，确诊是迁延性细支气管炎，经过系统治疗，半个月咳嗽就完全好了。再做 CT 检查，片子上也干干净净的。

三是支气管扩张。家长发现，孩子老是咳嗽，嗓子里痰特别多，一咳就是一口痰，孩子的手指头变粗（这在医学上叫杵状指），这时候就要高度怀疑支气管扩张，需要做高分辨 CT 来确诊。

分完干咳湿咳以后，再看孩子是急性咳嗽还是慢性咳嗽。如果孩子是急性咳嗽就简单得多了，要是嗓子里有痰，那可能跟细菌、病毒、真菌感染有关，对症治疗就可以了。

❋ 最近干咳的孩子特别多，这两个小食疗方非常管用

最近很多宝妈反映，孩子干咳，隔会儿就会咳几声，听着让人心焦。其实，有两个小食疗方取材方便，烹制方法简单，效果也非常棒！而且最重要的一点是，这两道食疗方都有蜂蜜，所以孩子特别喜欢喝！

食疗方一：蜂蜜萝卜汁

食材：白萝卜 1 个，蜂蜜 100 克。

做法：这道蜂蜜萝卜汁有两种做法，宝妈可以选择一个自己喜欢的做给孩子吃。

第一种做法是，把白萝卜洗干净，然后把萝卜中间挖出一块儿，加入蜂蜜，放在锅中隔水蒸上 20 分钟即可给孩子吃啦。这个做出来看着像蛋挞一

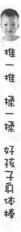
样，孩子当然非常喜欢啦！

第二种做法也比较简单，把白萝卜切成丁，放在火上蒸熟，注意不要太过，别蒸老了。然后把萝卜丁取出来，放至常温，然后加入蜂蜜，最好找一个瓶子密封 2 个小时。

用法：每天给孩子吃上三五勺就可以了。

功效：秋天天气干燥，而蜂蜜本身有润燥止咳的作用。白萝卜宝妈们都知道，有清热生津、下气宽中、消食化滞、开胃健脾、顺气化痰的功效。这个方子尤其对有食积、干咳的孩子比较有效。

食疗方二：蜂蜜柠檬水。

食材：干柠檬 2 片，蜂蜜适量。

做法：这道蜂蜜柠檬水也有两种做法。

第一种做法是，把水烧开后倒入水杯中，加入干柠檬片，待温度降到五六十摄氏度的时候，再根据孩子的口感加入蜂蜜。就像泡茶一样，给孩子喝就可以啦！

第二种做法是，买几个新鲜的柠檬，切成薄片，放到一个洗干净的玻璃瓶里，然后加入蜂蜜。放上一两天就可以，每次用的时候取出一两片，冲水给孩子喝。

用法：很简单，就像平常给孩子喝水一样给孩子喝就可以了。

功效：这个方子同样也有止干咳的功效，所不同的是，柠檬能生津止渴，清热解暑，和胃降逆，化痰止咳。而且柠檬中含有丰富的维生素 C，它是可以预防感冒、提高免疫力的。多说一句，柠檬里的柠檬酸具有防止和消除皮肤色素沉着的作用，所以有美容养颜的功效，因此宝妈也可以喝。

注意事项

另外需要宝妈们注意的一点就是蜂蜜的问题了，1 岁以内的宝宝不要吃蜂蜜。另外，大家买蜂蜜的话，还是多找找，现在卖蜂蜜的不如说是卖糖的！

❀ 小儿咳嗽多痰，这样推拿很快就好啦

最近好多宝妈问到孩子咳嗽、嗓子里多痰的问题。其实，咳嗽是一种

症状，感冒、支气管炎、肺炎、哮喘等很多病都会引起咳嗽，所以孩子咳嗽了，最好上医院找医生来诊断一下，看是什么病引起的咳嗽。

当然，作为家长，看着孩子咳得面红耳赤，听着嗓子里痰声呼呼，心里肯定不是滋味，这时候可以在家给孩子做做小儿推拿，对于缓解病情还是很有帮助的。有些孩子病情比较轻，可能通过宝妈推拿就好了。

主穴

1. 揉天突

治咳嗽，小儿推拿师非常喜欢天突穴，很多孩子咳嗽的时候，通过按揉天突，咳嗽会大大减轻。作为家长来说，可以用你的中指揉天突150次，以免孩子不舒服。

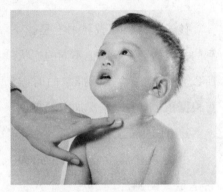

揉天突

天突穴很好找，咽喉正下方、锁骨上面那个坑就是了。这个穴位可以理气化痰、止咳平喘，它还有催吐的作用。家里有些有经验的老人看到孩子咳嗽多痰的时候，会给孩子揉这个穴位，有时候一揉，孩子不仅不咳了，还会吐一些痰出来，这就是天突穴的功效，只不过老人可能不知道这个地方叫天突穴。

2. 分推膻中

膻中穴很好找，孩子两个乳头连线的中点就是了。把两手的大拇指放在膻中穴上，向两侧分推即可。有些孩子咳嗽、气喘、胸闷，可以用这个手法，推100次即可。

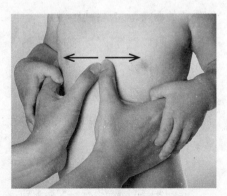

分推膻中

3. 揉丰隆

宝妈们要记住，丰隆穴是化痰的奇穴，它的主要作用是补脾益气、

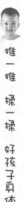

化痰止咳。中医说，肺为贮痰之器，脾为生痰之源。所以，痰与脾脏的关系密切。小儿多脾虚，揉这个穴，既可健脾，又可化痰，一举两得。丰隆穴也很好找，在小腿前外侧，距离膝盖和脚踝差不多的中间点上，揉 150~300 次。

配穴

孩子的病，在教科书上是找不到的，因为都伴有其他不同的症状，所以宝妈们在给孩子推拿的时候，可根据孩子自身的情况加上配穴。

1. 有肺热配上掐少商

少商穴在拇指桡侧指甲角旁。它是足太阴肺经的最后一个穴位，有些孩子有肺热、咽喉肿痛，这时候可以用您的大拇指指甲去掐一掐，50~100 次即可。

2. 有肺寒配上揉大椎

宝妈们要记住，大椎穴是防治风寒感冒的要穴，它是督脉上的一个重要穴位，可以温补阳气。如果孩子有肺寒，可以揉揉大椎穴，150 次即可。大椎穴很好找，低下头，脖子后面有个最凸起的骨头，骨头下面那个坑就是了。

3. 肚子胀配上揉中脘

"脘"就是"管"（管道）的意思，

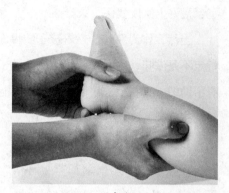

揉丰隆

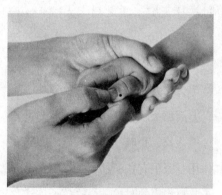

少商

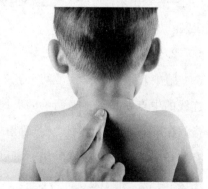

揉大椎

所以揉中脘可以和胃健脾、降逆下气。小孩子肚子胀，多跟食积、胃气不降有关，可以揉中脘150次。

4.脾虚配上补脾经

有些孩子脾虚，加上补脾经，用您的左手抓着孩子的小手，用您右手的大拇指顺着孩子大拇指桡侧从指尖向指根直推300次即可。

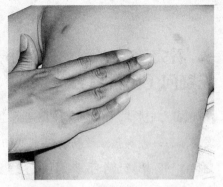

揉中脘

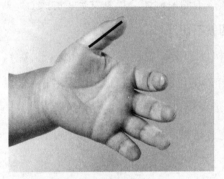

脾经

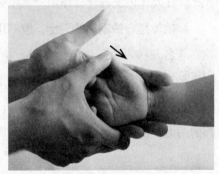

补脾经

5.食积配上清胃经

还有些孩子有食积，加上清胃经，一手以拇指端自小儿大鱼际桡侧缘从掌根向拇指根方向直推300次。

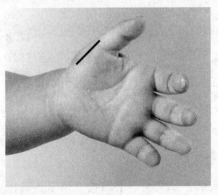

胃经

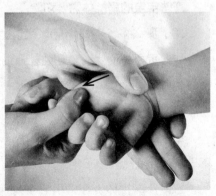

清胃经

看完这篇文章，你对小儿扁桃体反复发炎、肥大再无疑问（附推拿方）

说起扁桃体，很多宝妈们不会陌生。经常有家长问，我家宝宝扁桃体又发炎了，一发炎孩子就高烧39℃、40℃，真想把它给一刀切了算了。可是，扁桃体切除毕竟是个手术，让孩子这么小就做手术，为娘心里真是不忍！

那么，扁桃体每次发炎就高烧，把它切除是不是就好了？扁桃体到底是什么？在人体内又起什么作用？为什么孩子的扁桃体会反复发炎、肿大？

扁桃体是守护咽喉的卫士，能不切就不切

著名儿科专家任献青博士说，扁桃体，又称扁桃腺，是每个孩子自出生之日就存在于咽部的一对形似扁桃样的淋巴组织，也就是一种免疫器官，像人体内的士兵，起保卫作用。经近年来免疫学研究证实，扁桃体长在咽部的两侧，能产生吞噬细胞，这种细胞有防御和抵抗外界病菌侵入机体的免疫功能。

这种功能在儿童时期比较明显，在14~15岁以后，儿童发育到青春期，随着免疫系统的完善，扁桃体自行萎缩，完成了自己的使命，所以说如果病情不严重的话，在儿童时期是不提倡切除扁桃体的。中医也认为扁桃体是人体咽喉之门户，当然也是人体非常重要的卫士。

哪些宝宝的扁桃体需要切除

说了那么多，宝妈们应该很清楚扁桃体在人体内的重要作用了，那既然它如此重要，医生为啥还建议有的宝宝切除呢？任何事情都不是绝对的，要权衡利弊，两害相权取其轻，两利相权取其重，那什么情况下才有必要切除呢？

1. 急性扁桃体炎每年发作3次以上，并且导致长期低热者。也就是如果不导致长期低热且孩子年龄比较小，应慎重切除。

2. 慢性扁桃体炎经常引起全身性疾病，如肾炎、心肌炎、风湿热等相伴发作者。

3. 慢性扁桃体炎常累及邻近器官，如经常伴有中耳炎发作等。

4. 扁桃体极度肿大，已引起呼吸、吞咽、语言等功能障碍，特别是伴有呼吸道梗阻，随时有生命危险者。

扁桃体反复发炎、肿大，跟孩子的抵抗力有很大关系

扁桃体作为人体咽喉的门户，当外邪侵犯人体时，它首当其冲，扁桃体的结构有 10~20 个隐窝，一旦人的抵抗力下降了，细菌病毒就会在每个隐窝内大量繁殖，导致每次扁桃体受到外邪攻击时就会发炎，引起反复发炎。所以，扁桃体反复发炎，跟孩子的抵抗力有很大关系！

值得一提的是，2 岁以下的儿童扁桃体还未发育成熟，不会发生扁桃体炎，2 岁以后扁桃体逐渐发育成熟，免疫功能开始发生作用，这个时期要注意提高宝宝的体质，预防扁桃体发炎。

扁桃体反复发炎，妈妈们请这样做

如果宝宝的扁桃体反复发炎，宝妈们能做些什么呢？除了带宝宝及时去医院就诊外，宝妈们要注意让孩子吃饭时不要挑食，以摄入全面的营养，同时注意口腔卫生，比如每天早晚要刷牙，饭后要漱口，避免食物残渣留置于口腔中。

还有天气特别寒冷的冬季和特别炎热的夏季，房间开空调时要注意与室外温差不能太大，居室内保持一定的湿度。另外让孩子养成爱喝水的习惯，以使体内的热及时排出。对于体质弱的孩子也可采取长期的小儿推拿来增强体质。

适合小儿扁桃体发炎、肿大的小儿推拿

孩子扁桃体发炎、肿大的时候，可不单单就这些表现，宝妈们主要担心的是孩子伴随的发烧、咳嗽、流鼻涕等症状。该如何处理呢？中医认为红主热，咽喉又为肺胃之门户，所以扁桃体红肿的主要病因是肺胃有热，或者风热之邪上乘咽喉，治疗上当然应以清热为主。小儿推拿手法如下：

1. 清肺经

咽喉是肺胃的门户，所以要清清肺经。用推法自无名指掌面末节指纹推向指尖 500 次，以宣肺清热。肺经通畅了，咽喉部的热邪出去了，病情自然

就减轻了。

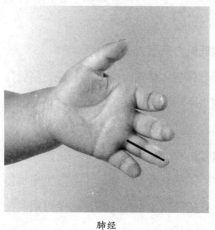

肺经

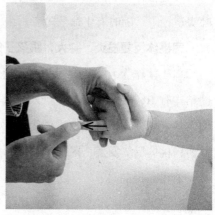

清肺经

2.清胃经

孩子有胃火的时候，胃火上炎，熏灼咽喉，扁桃体所在的部位也容易发炎、红肿。可以用拇指或中指，从孩子的掌根沿大鱼际推至拇指根部300~500次，以此来清胃火。

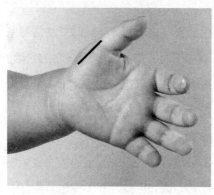

胃经

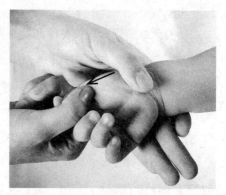

清胃经

3.清大肠

清大肠就是用自己的右手拇指，自宝宝的虎口推向食指尖500次。肺与大肠相表里，清大肠可清利肠腑、导积滞，同时使肺热有路可出。

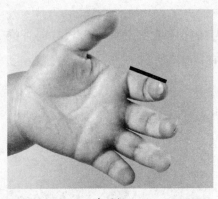

大肠经

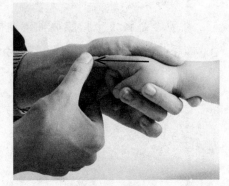

清大肠

4. 清天河水

清天河水是自腕横纹推向肘横纹 200~300 次，可清热泻火。如果宝宝高热，可用打马过天河，用食、中指蘸凉水自腕横纹处，一起一落弹打至肘横纹，同时用口随之吹气，此手法一定要做到位，刺激量要够，否则退热效果不佳。

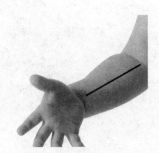

天河水

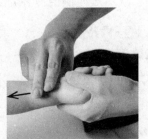

清天河水

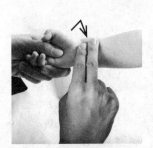

打马过天河 1

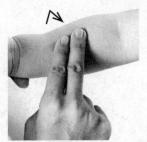

打马过天河 2

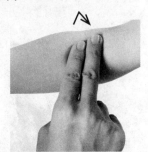

打马过天河 3

5. 补脾经

补脾经是将宝宝拇指屈曲，循拇指桡侧缘由指尖向指根方向直推200~300次，可健脾胃、补气血，清中有补而不伤正气。

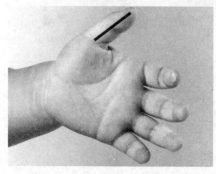

脾经

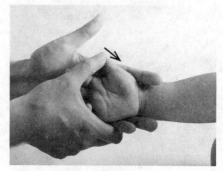

补脾经

6. 若伴有流鼻涕者，可推迎香

如果有的孩子同时有流鼻涕的话，可加上推迎香。在您的大拇指上蘸点香油，从鼻翼两侧的迎香穴向鼻根方向直推50~100次。

7. 伴咳嗽有痰者，可揉膻中、丰隆

膻中位于两乳连线中点，能宽胸理气、化痰止咳，可揉2~3分钟。

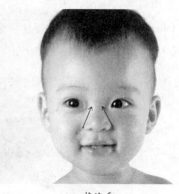

推迎香

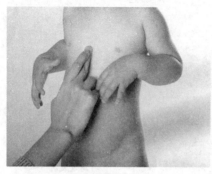

揉膻中

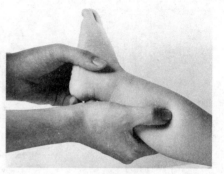

揉丰隆

丰隆位于外踝尖上 8 寸，距胫骨前缘 1.5 寸，可温阳化痰，揉 1 分钟即可。

8. 分推肩胛骨

还可以用两拇指分别自肩胛骨内缘从上向下推动，即分推肩胛骨，做 100~300 次，可调补肺气、止咳化痰。

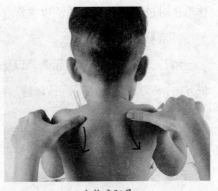

分推肩胛骨

需要提醒宝妈们的是，小儿高烧可能会引起抽搐、惊厥、脱水、昏迷等，如果宝宝高热不退，要及时去医院就治。对于经常扁桃体肿大的宝宝，宝妈们可以每天晚上用淡盐水给宝宝漱口，清洁口腔。

❧ 这套治小儿过敏性鼻炎的推拿手法非常好

中医认为，过敏性鼻炎多是由于寒凉引起的，由于体内正气不足导致外邪停留于鼻腔内，遇到刺激性环境，便里应外合出现敏感症状。主要还是正气不足，通俗来讲就是体质差。

典型症状包括阵发性喷嚏、流鼻涕、鼻塞和鼻痒，多在晨起、夜晚或者接触过敏原后立刻发作，外感后会加重症状。

小儿得过敏性鼻炎的原因

1. 过度医疗

使用过量的寒凉药物、抗生素、激素等药物，造成孩子体内正气不足，体质变差。

2. 错误的喂养，吃太多寒凉东西

当一块冰冷的食物吃下去后，胃被冻着了，身体会马上抽调更多的能量去胃里融化这些食物。当我们的能量（元气）要被不断地用来温化食物后，身体里储存的精华就越来越少，体质也会因此逐渐变差，身体就出现各种问题。

推拿手法

下面这套推拿手法简单实用，宝妈们坚持给孩子推拿，可以改善孩子的体质，对过敏性鼻炎的防治也非常有帮助。

1. 清补脾经

清补脾经将小儿拇指屈曲，以您的拇指端循小儿拇指桡侧缘由指尖向指根方向来回推。清补脾经可以健脾胃、培土生金，做 500 次即可。

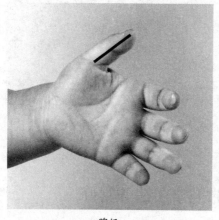

脾经

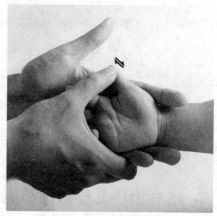

清补脾经

2. 清肺经

肺经是指从孩子的无名指掌面末节指纹到指尖成一条直线，从掌面末节指纹推向指尖为清肺经，推 500 次，可宣肺通窍。

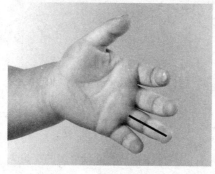

肺经

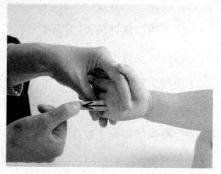

清肺经

3. 推三关

三关在前臂桡侧面，从腕横纹起至肘部成一条直线，自腕横纹推至肘横纹为推三关，用力均匀地推 300~500 次，可温暖下元，改善寒性体质。

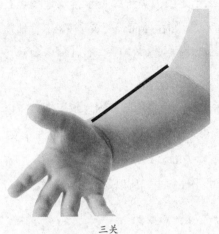

三关

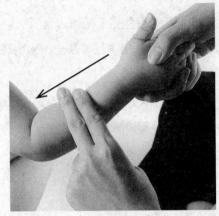

推三关

4. 揉外劳宫

外劳宫属于暖穴，可温里祛寒，对于改善寒性体质的孩子、平时喜饮冷饮的宝宝，坚持推拿效果很好。外劳宫在小孩掌背正中第二、三掌骨中间凹陷处，揉 300~500 次。

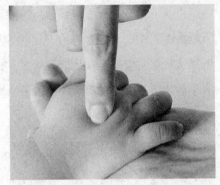

揉外劳宫

生活调理

1. 尽量少吃肉、蛋、奶制品、生冷，包括水果，多吃温暖易消化的五谷杂粮。

2. 不要经常游泳、吹空调，坚持每天晒太阳，把体内寒气排出。

3. 坚持早睡早起，每天晚上十点前要入睡。

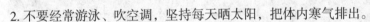

家长注意：最近流鼻血的孩子太多了，如何防、如何治

秋冬季流鼻血的孩子特别多，家长要注意一下。孩子出现流鼻血，有些家长会手足无措，不知道怎么办。其实，家长越慌乱，孩子越紧张，流得就越厉害。因此，孩子如果最近流鼻血了，可以用下面的方法进行处理。如果没流，发现孩子有热象了，也可以预防一下。

小孩子流鼻血的原因很多，有的孩子是因为鼻子痒、不自觉地挖鼻孔造成的；也有些孩子是因为剧烈活动后（比如在外面玩耍），不知不觉地流鼻血；有的是受空气或其他因素的影响导致鼻腔干燥，毛细血管破裂造成的出血。

鼻子出血，中医又叫作鼻衄。夏天宝宝出现鼻衄的原因比较单纯，多以肺失肃降、肺热居多。《四圣心源》中说得很清楚："肺开窍于鼻，肺气降敛，则血不上溢，肺气逆行，收敛失政，是以为衄，其原因于胃土之不降。"所以，宝宝们的鼻衄责于肺也关乎胃。在小儿推拿中，所以如果宝宝流鼻血了，宝妈们可以这样推拿：

清胃经

胃气不降多半在于胃热，以实热居多，不管是实热还是虚热，都要以清胃经为主要手法。胃经穴在孩子手掌桡侧大鱼际处，向心为补，离心为清，所以从掌根向指根推就是清胃经了。把孩子抱在怀里，用您的左手抓住孩子的小手，您右手的大拇指放在孩子的胃经上，清 300~500 次。

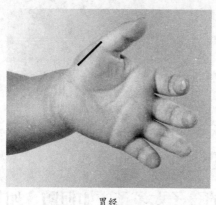
胃经

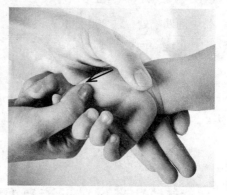
清胃经

清大肠

肺与大肠相表里，清大肠，有利于肺气的肃降。宝宝食指上靠近大拇指一侧就是大肠经了，从指根向指尖推 300 次即可。如果宝宝伴有便秘，就推 300~500 次。

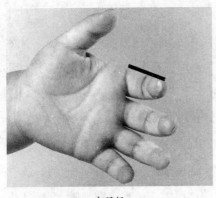

大肠经

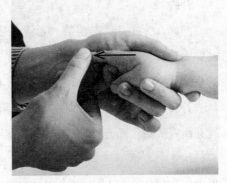

清大肠

清肺经

肺经是指从孩子的无名指掌面末节指纹端到指尖成一条直线，从掌面末节指纹端推向指尖为清肺经，可以宣肺理气。一般推 200 次，伴有咳嗽有痰，可推 300~400 次。

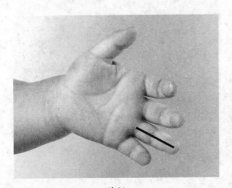

肺经

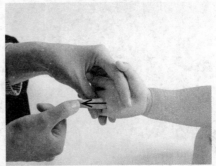

清肺经

下推七节骨

七节骨穴在从尾骨端到第四腰椎呈一直线。第四腰椎很好找，从孩子的尾巴骨那一点开始，把您的除大拇指以外的四指并拢，往上约四指那里就是了。下推七节骨可泻热通便，助肺气敛降，伴有便秘可重推 200 下。

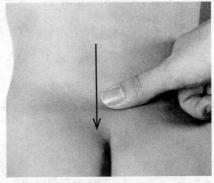

下推七节骨

65

补脾经

前面几个手法都是清的，光清不补容易伤身体，所以清中要有补，当然要加上补脾经。用您的左手抓着孩子的手，用您右手的大拇指顺着孩子大拇指桡侧从指尖向指根直推，就是补脾经了。

补脾经的原因有二：其一是补脾可以和胃。脾胃是一家，一升一降，脾气升而胃气降，而且脾和胃是表里关系。其二是培土生金，脾属土，肺属金，五行相生的关系里是土生金，这点大家很好理解吧，金属类的东西都是从土里挖出来的（严格意义上不能这样讲，咱们可以简单点这样理解），所以补脾可以养肺。

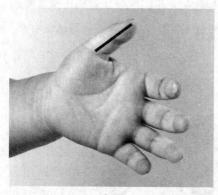

脾经

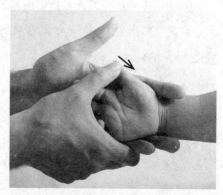

补脾经

摩腹

顺时针摩腹，这是主要手法，一般摩腹 5 分钟效果很好。

此外还想提醒宝妈们的是，最近天气比较热，卧室开空调时应注意保持室内湿度，不宜太干燥，比如可放个加湿器。多让宝宝吃时令水果蔬菜，少吃或不吃肉、海鲜等肥腻之类。还是那句话，"若要小儿安，还需三分饥与寒"，很多宝宝有病不舒服了都是因为撑着了，饿着的还没见到。如果宝宝鼻子干得厉害，可以涂抹红霉素软膏，一两次就好了，效果很好，也很便宜，药店都能买到。

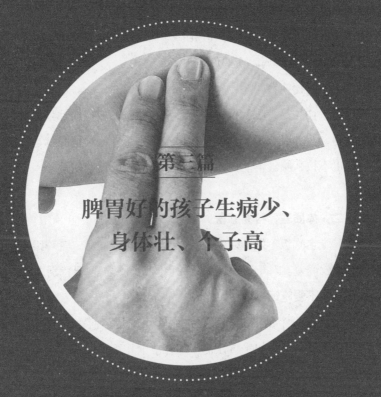

第三篇

脾胃好的孩子生病少、
身体壮、个子高

❀ 小儿脾虚的 10 个大危害，个个戳到妈妈心窝里

小孩子身高体重都增长非常快，食欲特别旺盛。但让宝妈们苦恼的是孩子的脾胃由于还未发育完善，本身就非常虚弱，所以小孩子特别容易脾虚。宝妈们带孩子去找中医大夫看病的时候，经常会听到大夫说，孩子脾虚。孩子脾虚到底是怎么回事？为什么会引起这么多疾病？

河南中医药大学第一附属医院儿科主任医师任献青博士说，下面是宝宝脾虚引起的 10 种常见病，宝妈们瞅瞅。

危害一：便秘或者腹泻

脾虚泻，往往是一吃就拉，因为不消化嘛，一般拉的都是稀的，含有不消化的食物，营养吸收不了，就全拉出来了。另外一种情况就是脾虚，不消化，但他也不拉，脾虚不能把津液传送大肠，大肠就会变得干燥，从而形成便秘。

危害二：体质差，容易感冒

脾虚，宝宝吃饭不好，时间长了，营养当然成问题，营养跟不上，体质自然而然地就变差。对于习惯性感冒的宝宝，日常护理要特别周到。

危害三：不爱吃饭

中医讲脾是一个助消化的脏器，而脾气就是行使该职能的主角，脾气虚，消化功能就弱了，如果再让他多吃，更消化不了，所以宝宝不想吃饭是有原因的。

危害四：个子比同龄人瘦小

这个问题也是脾虚引起的一系列问题中最令人担心的，脾虚导致吃饭不好，吃不好，怎么长得高。不过不用担心，后续我们会再细讲如何应对，只要方法正确，及时干预，就不会造成严重的后果。

危害五：体内湿气大

中医讲"诸湿肿满，皆属于脾"，意思就是说，只要和湿气有关的问题，都会和脾脏有关，因为脾脏可以运化水液，而湿是水液凝聚而成的，水液

本来是有用的东西，但是脾没有把它运送到该去的地方，最后变成了致病因素——湿气。

危害六：一感冒就容易咳嗽

脾虚会导致宝宝经常感冒好理解，为什么会容易咳嗽呢？中医五行理论认为，脾属土，肺属金，而土生金，如果脾虚时间久了，就会影响到肺气，肺气虚就会导致宝宝咳嗽，这样就比较容易理解了吧。

危害七：脾气大

就是说宝宝平时不但不好好吃饭，而且脾气还特别大，也就是烦躁。这里的"脾气大"中医认为属于脾虚肝旺的表现，脾气虚导致肺气不足，肺金不能制约肝木，导致肝气过于强盛，就会出现脾气大的现象。

危害八：晚上睡觉出汗多

中医认为人体中的气具有固摄作用。气有许多种类，脾胃之气也是其中一种，除了可以固摄脏器、防止下垂外，还可以固摄津液。脾胃气虚，固摄津液功能失调，宝宝便会出现多汗的症状。

危害九：爱流口水

中医讲"脾在液为涎"，孩子脾虚的时候就容易"垂涎三尺"，经常流口水。

危害十：面黄肌瘦，形成疳积

脾虚会引起运化失常，形成积滞。积滞日久，水谷精微等营养物质无法被吸收，最终形成疳积而导致面黄肌瘦。

❀ 让孩子越吃脾胃越棒的 10 种食物

脾胃是后天之本，孩子脾胃好了，吸收能力就强，营养就跟得上，身体的免疫力就好，也就不容易生病。

很多家长都想把孩子的脾胃养得棒棒的，可是不知道吃什么好。其实，有很多食物都有健脾养胃的功效，变着花样给孩子吃呗，慢慢孩子的脾胃功能就好了！咱们来看看最适合给孩子养脾胃的十大食物！

小米

小米是补脾健胃的好手，容易消化，可以强健脾胃、滋阴养血、防治消化不良，对腹泻、呕吐也有较好的帮助。由于小米通常无须精制，因此保存了较多的营养素和矿物质。

山药

山药入脾、肺、肾三经，又是平性，能补脾养胃，生津益肺，补肾涩精，对于消化不良、出虚汗等脾胃功能差的病症，都有较好的治疗效果。

大枣

大枣对于脾虚有比较好的效果，而且能够补血，对于孩子脾虚贫血效果很好，可以煮粥时候放上一两个，但不宜多吃，否则容易上火。

薏米

薏米可以利水渗湿、健脾。脾最怕湿，而薏米是除湿的好手，多吃薏米有较好的健脾效果。

茯苓

茯苓能够利水渗湿、健脾宁心，对脾虚运化功能失常有非常好的效果，可以每次煮粥时候放上三五块。

荞麦面

养脾胃，除湿热，可以用来做稀饭，或者做成面食都非常养脾胃。

南瓜

补中益气、消炎杀菌，可保护胃部免受刺激，南瓜煮粥或汤，都很滋养肠胃。

苹果

健脾补气益胃，生津润燥。对于脾虚食少、消化不良、便秘、胃肠功能紊乱都有好的效果。

西红柿

助消化、能协助胃液消化食物，而且不怕高温加热，不会因为加热损失它的营养素。

菠菜

含有丰富的纤维素，能促进肠蠕动，并且可能治疗缺铁性贫血。

🐝 孩子的胃其实就是一口锅，所有的病都跟锅有关

如果得了感冒、便秘、肺炎等，带孩子上医院看病，大夫会说，孩子是吃着了、食积了，很多家长不理解，吃个饭还能把肺炎吃出来？只要咱们打个比方，大家就都明白了。

儿科任献青博士说，咱们的胃，做个形象的比喻，就是一口大锅。既然是锅，自然就有两个功能，一个是"受纳"，就是接受和容纳食物的意思；另外一个是"通降"，不光要接收，最终还要分出去，往哪儿分？下行小肠！

既然孩子的病都跟吃有关，那么咱们就来说说胃这口锅！

食积

孩子不停地吃，就相当于不停地往锅里扔食物，食物扔多了，下面的小肠拿不完了，所以食物就积在这口锅里了，这就是食积。

口臭

食物积在锅里，时间长了拿不走，就变臭了，臭气往上走，经过食道，到达口腔（中医叫"胃气上逆"），所以孩子食积的时候就会出现口臭！

脾虚

食物的消化和吸收，实际上是在胃和小肠之间完成的，但是必须得有脾的参与。食积了，胃不工作了，那脾脏肯定也得闲着，用进废退，时间长了那还不脾虚？

腹泻

有些孩子脾胃比较弱，锅里的饭做不熟，结果就被小肠拿走了。或者说，有些孩子把凉东西、不容易消化的东西都扔到锅里，胃腐熟不了，小肠吸收不了，那就往下推吧，到大肠再排出体外，这就是拉肚子了。所以，孩子腹泻的时候，没消化的食物都能看到。

便秘、腹痛、大便带血

食积了，脾胃会变得虚弱，不能运化水液，如果大肠中无水，就没办法推动糟粕下行，这时候就便秘了。如果大小肠出问题了，有时候就会痉挛，

这时候孩子就会肚子疼。大便太干了，就会导致肠道出血，有些孩子就会出现大便带血。

发烧、感冒

锅里的食物太多了，时间长了就会发酵，就像发酵池一样，此时孩子就会生内热。热得时间长了，体温跟着就上去了，孩子就会发烧。这时候稍一受凉，寒邪就进到身体里了，这时候就会感冒。

抵抗力差

脾是谏议之官，你想一下，一个国家的重臣都不干活儿了，那这个国家还不虚弱吗？时间长了，外敌就该入侵了，这时候孩子的抵抗力差了，就会经常生病。

贫血、多痰、咳嗽

"脾为气血生化之源"，食积了，脾虚了，生化气血的能力弱了，孩子就会贫血。食积的时候，脾运化水谷的能力变差，这时候水湿泛滥，聚积成痰，孩子就会多痰，就会咳嗽！

肺炎

脾属土、肺属金。土生金，食积时间长了，伤到脾，脾受伤了，土不生金了，肺脏自然就出问题了，这时候肺就容易生病，肺炎就会来了。

现在明白了吧？孩子生病，其实就是那口锅的事儿。

孩子的那口锅还小，所以少放点，放点容易消化的，不要放太多肉。

锅得保养，不能用太勤，所以不要让孩子不停地吃这吃那，吃完饭吃零食，吃完零食吃水果。

孩子那口锅得温着，所以不能放太多凉东西，不要让孩子吃太多凉的。

❀ 导致孩子生病的 11 大罪状，你们占了几条

儿科任献青博士说，很多家长反映，孩子今天发烧、明天感冒，后天又咳嗽的，一出接一出地"唱"，反复生病，但是家长们又不知道是为什么。其实，这多跟家长们的育儿观念有关。看看下面这些错误，你犯了几条？

罪状一：吃得过饱

是不是每天孩子不想吃了，还追着喂？孩子睡觉前还给硬塞一肚子？你

自己可以试试，睡觉前喝两碗粥躺下，自己是不是胃发胀？是不是睡不着？睡觉时候胃肠蠕动会变得非常慢，如果睡觉前吃东西，会引起食积、消化不良、肚子发胀。建议孩子睡觉前一小时尽量不吃东西。

罪状二：穿得过暖

现在才到秋天，中午还有一阵很热的时间，很多孩子已经穿上秋衣秋裤、运动服了，更有甚者还穿保暖衣，孩子一动额头直出汗，毛孔全部打开，再一遇到凉风，立马流涕、咳嗽。还有的，天一有点凉就不敢出门了，这样孩子越发不能见冷空气，一见冷空气就咳嗽流涕。

罪状三：吃得过甜

现在的孩子大都喜欢吃甜食，这种习惯也十分不好，因为甜伤脾，会造成脾胃功能差、生痰、爱咳嗽，特别是睡觉前不能吃甜的，一吃甜的一准躺下会咳嗽，而且对牙齿不好。糖类还影响钙的吸收，生活中尽量少吃。

罪状四：零食过多

现在生活条件好了，孩子可真是想吃啥就给买啥，这就造成孩子一天到晚在吃东西。先说说这些零食吧，不管它的成分是什么，光说里面那么多食品添加剂，吃到肚子里面积少成多，会变成多少有害物质？再说说这种流水式的吃法，对脾胃的伤害更是不容小视，你吃着东西，胃一直在分泌胃液，消化食物，你这么没完没了地吃，胃根本就没有休息的时间，时间长了就会得胃病。

罪状五：饮料当开水喝

现在很多孩子都是喝饮料，没有喝过白开水。这个习惯很可怕，水是帮助身体新陈代谢的，促进体内毒素的排泄，而且构成细胞液和体液，对肝脏和肾脏的帮助都很大。你这么天天喝饮料，别说给身体帮忙了，肝和肾还得帮着解毒，把饮料分解成水后再利用。久而久之，对身体的伤害是十分可怕的。

罪状六：副食当成主食吃

现在生活条件好了，一般都是顿顿不离肉。这种饮食习惯很不好，孩子脾胃功能差，根本无法消化过多的肉类，吃多了容易积食。饮食应该清淡，每周吃肉不超过三次，多吃全谷类、蔬菜、水果类的食物。

罪状七：蔬菜吃得太少

一般孩子都不爱吃菜，原因是小时候没有养成咀嚼的习惯。应该练习咀嚼的时候，却一直给孩子吃流质食物，大了以后就变得不愿意咀嚼，也就不爱吃蔬菜这种纤维素含量高的食物。蔬菜里面含有很多的胡萝卜素、叶酸、维生素 B 族、维生素 C，这些都能促进生长发育和提高免疫力，蔬菜摄入不够，很容易免疫力低下。

罪状八：过于干净

现在生活条件好了，大多家里爱干净，每天用消毒水拖地，不让孩子接触一点灰尘，这样不对。如果孩子长期处于无菌的环境，就慢慢没有能力抵抗各种细菌的侵入，就像国家的防卫军，经常不演习，时间长了，不会作战了。让孩子没事了玩玩土、玩玩泥、多跑跑，反而身体更健康些。

罪状九：有点小病就输液

现在小孩一流涕、感冒，大人就坐不住了，就要求输液，却不知道感冒、发烧都是身体的防卫军正在和病毒作战，然后通过升高体温消灭病毒，通过流涕、咳嗽来排出毒素。其实症状很轻的情况下，你不理它，身体经过一个星期的奋斗，一样可以把病毒打败，自行恢复健康的，最多吃点药，不要动不动就输液。

罪状十：不晒太阳

孩子正是长身体的时候，如果每天宅在家里，不见太阳，会影响维生素 D 的合成，造成缺钙、抵抗力差，影响孩子的正常生长发育。

罪状十一：缺少运动

现在家家户户就一个小孩，一般都舍不得放下，总是抱着。其实这样不好，让孩子多活动活动，既促进肠蠕动、帮助消化，又能增强身体素质。每天坚持锻炼身体，孩子的身体素质会有很大的改善。

❋ 孩子肚子不舒服的 11 大诱因

孩子说肚子不舒服的时候，妈妈们会比较担心："糟啦，不会是肠绞痛、阑尾炎之类的大毛病吧？"其实妈妈们不必太过担心，由于小孩子胃肠功能发育不完善，所以大部分肚子疼并不是什么大病，只有少数疾病要警惕。

著名的儿科专家、河南中医药大学第一附属医院儿科主任医师任献青博士指出，腹痛是一个症状，原因很多，但常见于消化系统疾病，另外还常见于其他很多疾病，临床以下 11 种较常见的诱因，家长们要注意！

消化不良（中医讲食积）

孩子肚子不舒服，最常见的原因就是食积引起的肚子胀、肚子疼。个别时候孩子吃的一些食物也会发酵产生气体引起肚子胀，家长们不用担心，妈妈可以把左手放在孩子的肚子上，用右手无名指去叩击，如果孩子的肚子会"咚咚"作响，就像熟了的西瓜一样，那这就是肚子胀了。

食积明显的孩子肚子肯定会不舒服，咱们大人也经常会有这样的感受，胃里瓷实，大多集中在上腹或者脐周，这种情况可以考虑吃一点大山楂丸、保和丸、消积散等药物，或者用鸡内金、山楂、焦三仙给孩子消消食积都非常好。

胃有积热

另外有些孩子有胃热，胃里有那种灼烧感，这时候肚子肯定不会舒服。胃热蒸腾，这类孩子大多还会伴有口臭、吃饭少、爱喝水、小便黄，甚至口疮、发烧等。这时候可以用芦根给孩子熬点水喝，或者给孩子推拿一下，可以用清胃经的手法。

便秘

小儿的肠道如因粪便堆积，使产气的坏菌增多，孩子就会感觉肚子胀、不舒服。小儿便秘有很多原因，从中医上讲，也分为寒秘、热秘、虚秘等证型，但最常见的还是肠胃积热导致，家长可以带孩子找中医儿科大夫吃点中药。家长千万不要小看了便秘，长期便秘可以引起肛裂、扁桃体发炎等，年龄很小的孩子，便秘还会引起不全性肠梗阻。

急性胃肠炎

急性胃肠炎引起的腹痛很常见，同时往往伴有恶心、呕吐、腹泻等症状，这种情况最好到医院看一下，因为需要和其他的急腹症相鉴别。另外需要注意一点，小儿的肠道比较脆弱，如果反复地呕吐、腹泻，也会引起肠梗阻、肠套叠等问题，所以如果孩子反复呕吐，一定要做一下彩超。

肠系膜淋巴结炎

肠系膜淋巴结炎临床非常常见，孩子经常出现脐周的疼痛，但往往疼痛并不严重，这种病彩超就可以确诊。此类疾病家长不用过度紧张，给孩子吃点中药调理即可，从疾病本身来讲，一般没有严重的后果。

肠痉挛

痉挛这个词很多家长不理解，它其实就是指肌肉的强烈收缩。所以当孩子肠痉挛的时候，肠壁的肌肉会强烈收缩，引起小儿腹痛。小孩子出现肠痉挛大多跟受凉、吃凉东西、暴食等有关。由于这种病不是器质性病变，所以过一阵子就会缓解，家长不用担心。有时候暖一暖肚子，喝一点红糖水就会缓解，但如果疼得厉害，家长还是要带孩子上医院去处理一下。

蛔虫症

有些孩子肚子疼跟蛔虫有关。比如说，孩子不讲卫生，饭前便后不洗手，平常用手乱摸还经常啃手指等都会患上蛔虫病。肚子里有蛔虫的孩子，会在环境改变或发烧、腹泻、饥饿及吃刺激性食物时出现腹痛。这时候在医生的指导下服用打虫药就可以了。

急腹症

急腹症包括很多疾病，常见的有急性阑尾炎、肠梗阻、肠套叠、肠穿孔、胰腺炎等。其中临床最常见的是急性阑尾炎，家长们要记住阑尾的位置，它在我们的右下腹，所以，如果孩子说自己右下腹疼痛，或者家长用手按孩子的右下腹阑尾点的时候疼痛会加重，要警惕阑尾炎的可能，这种情况孩子往往伴有恶心、呕吐、发烧等，这时候家长一定要及时带孩子上医院，需要检查一下血常规、CRP、彩超等，以免引起阑尾穿孔、腹膜炎等，危及孩子生命。

过敏性紫癜

过敏性紫癜这种疾病，近几年发病率逐年升高，过敏性紫癜往往会出现皮肤紫癜、腹痛、关节疼痛、肾脏损伤等，但很多家长不了解，容易当成胃肠疾病来考虑，很多医生也容易漏诊或者误诊，甚至有些患儿被当成急腹症推上了手术台。

因此家长和医生一定要注意，如果孩子出现腹痛，要排除一下是否是过敏性紫癜引起的腹痛。除了个别特殊的病例，一般过敏性紫癜出现腹痛时，下肢会同时出现皮疹，即红色的小点点，压之不褪色。这时候最好及时确诊并找专业治疗过敏性紫癜的儿科医生进行治疗。

癫痫

癫痫患儿也有一种类型会出现比较明显的腹痛，以往也称之为腹型癫痫，因此如果孩子出现反复的腹痛，已经排除了很多原因后，也要注意结合病史和其他表现，排除一下癫痫的可能。

哮喘

部分哮喘患儿在哮喘发作时也会出现不同程度的腹痛，它是一种过敏反应，可以引起腹部的血管痉挛造成腹痛，这种情况注意控制哮喘发作就行，一般来讲，哮喘控制了，腹痛就缓解了。

❧ 吃得多还是瘦，小儿胃强脾弱的推拿法来啦

很多宝妈反映，俺家的孩子特别能吃，但是还是瘦、个子小、头发黄，这是怎么回事呢？河南中医药大学第一附属医院推拿科副主任医师高山说，这类孩子多是典型的胃强脾弱。

能吃不能吸收，孩子当然个子瘦小啦

胃主腐熟收纳，脾主吸收运化。说得通俗一点，胃的功能是把吃到肚子里的食物变成粥状混合物，脾的功能是把其中的营养物质输送到全身各处。胃强的孩子，当然胃口好，食欲佳，吃得多；脾弱了，脾的吸收运化功能就差了，就没办法把营养物质输送到全身各处。身体需要的营养不能得到满足，自然会个子小、身体瘦，看着像营养不良了。

脾虚的孩子还会食积、反复感冒

另外，脾虚的孩子由于运化的水谷精微不能上升以濡养头面、心肺，所以孩子还会出现脸色不红润、经常感冒等问题。孩子能吃不能消化，就像工厂里加工的产品卖不出去一样，时间久了就堆积到那了，所以孩子还会食积。

因此，如果孩子胃强脾弱，家长一定要及时帮助孩子解决！胃强脾弱的孩子可以通过中药来调理，小儿推拿的方法效果也非常棒，宝妈们不妨一试。

基础手法包括补脾经、清胃经、摩腹、揉足三里、捏脊

1. 补脾经

用你的左手抓着孩子的手，用您右手的大拇指顺着孩子大拇指桡侧从指尖向指根直推，就是补脾经了，推 100 次即可。

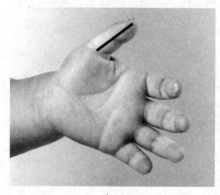

脾经

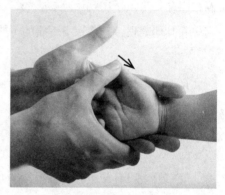

补脾经

2. 清胃经

胃经穴在孩子手掌桡侧大鱼际处，向心为补，离心为清，所以从掌根向指根推就是清胃经了。把孩子抱在怀里，用您的左手抓住孩子的小手，您右手的大拇指放在孩子的胃经上，清 50 次即可。

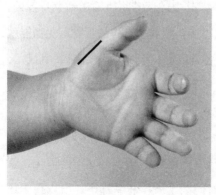

胃经

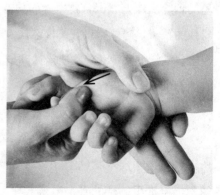

清胃经

3. 摩腹

孩子的胃呀、肠呀都在肚子里，也就是孩子的腹部，顺时针给孩子揉揉肚子，孩子立刻会感觉舒服很多，比吃健胃消食的药都管用。

4. 揉足三里

一般鼻梁有青筋的孩子，大多会伴有消瘦、头发黄、个子小等问题。宝妈要记住一句话"肚腹三里留"，啥意思呢，胃肠有疾先找足三里穴。宝妈们还要记住另外一句话"揉揉足三里，胜吃老母鸡"，足三里还是个调理脾胃、补中益气的要穴。足三里穴也很好找，外膝眼下四指的地方就是啦，左右腿各揉1分钟即可。

5. 捏脊

两手沿着脊柱的两旁，用捏法把皮捏起来，边提捏，边向前推进，由尾骶部捏到枕项部，这就是捏脊，从下往上捏7遍。捏脊有调整阴阳，通理经络，促进气血运行，改善脏腑功能等作用。常用于食欲不振、消化不良、腹泻、小儿疳积及失眠、感冒、发烧等症状。这个手法特别特别好，宝妈们要牢记！

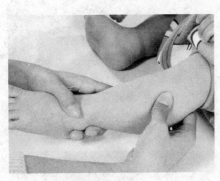
揉足三里

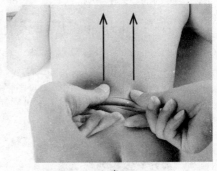
捏脊

辅助手法要看症状

1. 头脑不清加开天门、运太阳、推坎宫

胃强脾弱的孩子，由于营养不能上荣头面，时间长了孩子容易没精神、头晕，这时候要加上开天门、运太阳、推坎宫的手法。

天门穴不是一个点，是一条线，由小儿两眉间向上直至额上前发际处。《保赤推拿法》中说："先从眉心向额上，推二十四数，谓之开天门。"有发汗解表、开窍醒神等作用。先贤说得很清楚啦，用您的大拇指推 24 下即可。

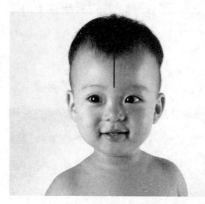

天门

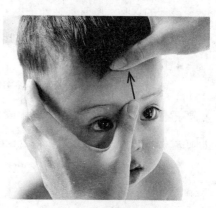

开天门

太阳穴很好找，眉梢向外那个凹陷就是了。很多孩子发烧的时候，头痛得厉害，此时家长可以给孩子按这个穴位，头痛很快就减轻了。因为太阳穴疏风解表、清热明目、止头痛的效果非常好，用大拇指或中指指尖揉就可以了。

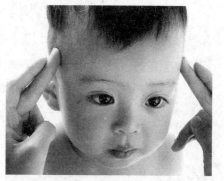

揉太阳

双手四指扶着孩子的太阳穴，把大拇指放在眉心上，从眉心向眉梢分推，就是分推坎宫，做 30~50 次即

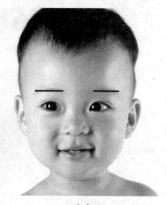

坎宫

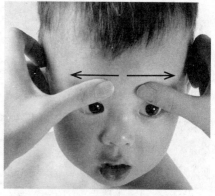

推坎宫

可。这个手法非常好，它可以疏风解表、止头痛、醒脑明目。所以，如果孩子得了风寒感冒，有头痛、发热等都可以分推坎宫。如果您工作累了，感觉头脑昏沉，也可以用这个方法，很快就精神了。

2. 发烧加上清天河水

天河水穴位偏凉，清天河水可退热除烦，是退热的主穴。天河水在小孩上肢的内侧，从手腕到肘窝成一条直线，从手腕向肘窝方向直推为清天河水，推50次即可。

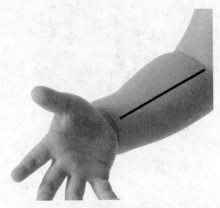
天河水

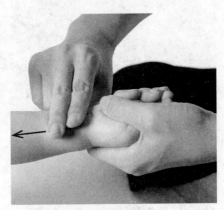
清天河水

3. 腹胀、腹痛加揉中脘

中脘穴对应的是胃的中部，所以刺激中脘穴可以促进胃的蠕动。中脘穴被称为"万能胃药"，它治疗的主要是胃病，比如肚子胀、腹泻、便秘、胃痛、吃饭少、反胃等。有些孩子晚上不爱睡觉，翻来翻去的，家长给揉揉肚子，孩子很快就睡着

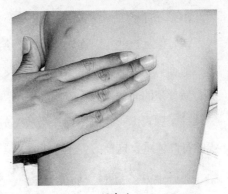
揉中脘

了，这就跟中脘穴有很大关系，揉肚子刺激到胃，胃里舒服了、不堵了，自然就睡着了。

4. 大便干加揉龟尾、下推七节骨

龟尾穴就在我们的尾椎骨处，揉这个穴位可以调理大肠的功能，揉1分

钟即可。

七节骨穴也非常好找，从第四腰椎到尾椎骨那条直线就是。家长们要牢记，从上往下推是下推七节骨，是泻，可以通便；从下往上推是补，有收敛的作用，可以治疗腹泻。便秘的时候要下推七节骨，100次即可。

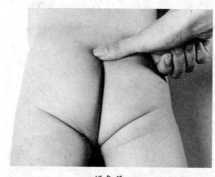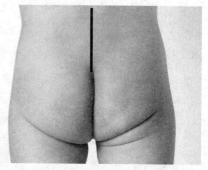

揉龟尾　　　　　　　　　　　　　　　　　七节骨

5.大便稀加揉龟尾、上推七节骨

这个手法同上，只不过把下推七节骨改为上推即可，次数同上。

❀ 小儿脾胃虚、易食积，请把这套推拿手法用上

小孩子手上的穴位呀，就像一个个小药库一样，宝妈们捏一捏、揉一揉，就好像从这些小药库里取出来药给孩子用上了一样，妙用无穷！

前面聊过很多话题，但是话题没有孩子的问题多，比如小孩子脾胃虚弱、易食积的问题。

孩子脾胃虚→吃饭不好→吸收不好→身体差→易生病→身体越来越差→影响身高体重，这样的孩子等于进入了一个恶性循环。

相反，给孩子健脾胃→吃饭好→吸收好→身体壮→免疫力强不容易生病→个子高身体壮，这是一个良性循环。

所以，脾胃是孩子身体的根本。宝妈们除了了解科学的喂养方法之外，不妨用小儿推拿这样的绿色疗法给予宝宝良性地干预。一般容易食积的宝宝除了吃得多之外，还有脾胃弱的因素在里面，所以主要是健脾胃。

主要手法

1. 清补脾经

清补脾经是将小儿拇指屈曲，以您的拇指端循小儿拇指桡侧缘由指尖向指根方向来回推。清补脾经可以健脾胃，推 500 次即可。

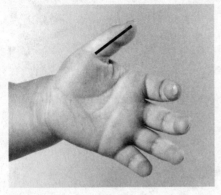
脾经

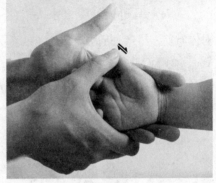
清补脾经

2. 逆八卦

内八卦位于小儿手掌心内劳宫一周，成一环状，可助气调气，加强中气的运化力量，并能消积化痞，逆时针运 500 次即为逆八卦，可降胃气，消食积。

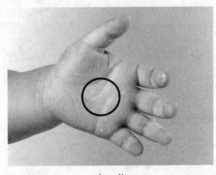
内八卦

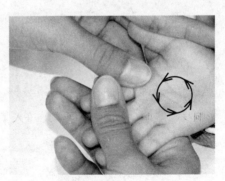
逆八卦

3. 揉外劳宫

外劳宫属于暖穴，可温里祛寒，对于改善寒性体质的孩子平时怕冷、手脚经常凉凉的、一吃凉的就肚子疼或者拉肚子等情况，坚持推拿效果很好。外劳宫在小孩掌背正中第二、三掌骨中间凹陷处，揉 300~500 次即可。

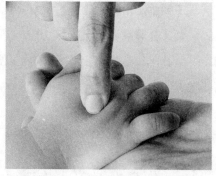

揉外劳宫

辅助手法

1. 揉二人上马

二人上马可大补肾之水火，针对体质差，早产、剖腹产出生，或者是非母乳喂养的孩子出现的脾胃弱，长期推拿效果不错。二人上马在小孩的掌背，小指、无名指两掌骨中间偏下，取凹陷处，揉 300~500 次。

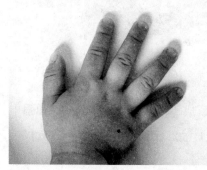

二人上马

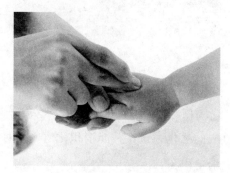

揉二人上马

2. 推四缝穴

四缝穴位于食指、中指、无名指、小指近端指间关节横纹正中，可以调理脏腑，疏理气机，来回推 3~5 分钟，对于容易腹胀者效果很好。

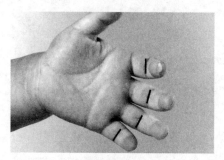

四缝穴

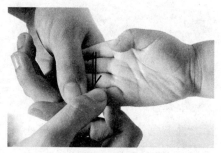

推四缝穴

3. 平肝经

肝经位于小孩的食指掌面，从食指指根向指尖方向直推即为平肝经，推500 次，可以疏肝理气。

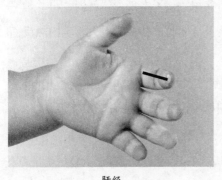

肝经

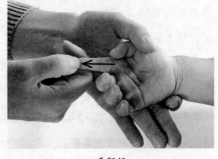

平肝经

食疗

另外给大家介绍一个食疗的方法：将适量龙眼肉置砂锅内煎汤，给宝宝每天喝一次。

龙眼肉，性温，味甘，入心、脾经。龙眼是益脾养心之物，是补脾胃、养营血的要药，善食龙眼并饮其汁者，有养营血而安心神之力，补心气而益脾气之功，故龙眼肉有"果中神品，老弱宜之"之美誉。

需要注意的是容易上火的孩子不要喝，因为龙眼肉是温性的，喝后会更容易上火。

❧ 孩子长期食积，怎么调？注意啥

好多家长会说，俺孩子从小就不好好吃饭，身体瘦，头发黄。河南中医药大学第一附属医院治未病中心小儿生长发育专家琚玮教授说，这类孩子大多食积时间比较长，家长不注意，就发展成疳积了。

什么是疳积

疳积是中医的说法，通俗地讲，就是长时间饮食不节导致脾胃功能失常，这类孩子多会出现精神不振、面黄肌瘦、毛发焦枯、肚大筋露、吃饭少、长时间大便稀或干等。门诊上经常发现这样的家长，以前感觉孩子吃饭少，也不注意，时间久了，孩子个子比别的小朋友矮，身体比别人家的瘦，来看病，才发现原来是疳积了。

消疳积要补泻兼施

疳积了，家长不能一味地给孩子消食积，孩子本来身体就弱，再一消一清，更伤脾胃。当然，也不能光补，孩子身体弱，补多了上火、生内热反而更容易生病。

所以，家长给孩子调理的时候要注意补泻兼施。比如说在饮食上，经常给孩子吃一些消食积的食物，如用白萝卜、山楂熬水给孩子喝。同时，多给孩子吃些健脾的食物，如山药、薏米、南瓜、大枣、栗子、扁豆等。家长要有耐心，慢慢地，孩子的脾胃功能补上来了，吃的饭就多了，饭吃得多了，人自然就胖了。

长期食积的孩子一定要注意补充维生素、微量元素

有一点需要提醒家长们注意，长期食积的孩子，家长一定要注意给孩子补充维生素或者微量元素。这主要是因为这类孩子长时间吃饭少、饮食不均衡，所以很容易出现微量元素或维生素缺乏。找专业的儿科医生针对性地补充孩子身体所需要的微量元素，也可以很快地帮助孩子均衡营养。

长期食积的孩子，可以试试小儿推拿

小儿推拿是一种非常好的调理方法，家长们可以自己在家坚持给孩子试试。

1. 清胃经

胃经穴在孩子手掌桡侧大鱼际处。向心为补，离心为清，所以从掌根向指根推就是清胃经了。把孩子抱在怀里，用您的左手抓住孩子的小手，您右

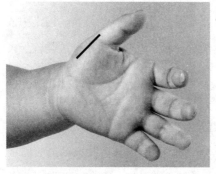

胃经

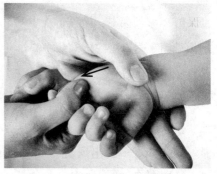

清胃经

手的大拇指放在孩子的胃经上，清 300 次即可。

2. 补脾经

用您右手的大拇指顺着孩子大拇指桡侧从指尖向指根直推，就是补脾经了，一般推上 150~300 次即可。

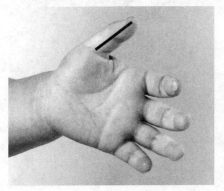

脾经

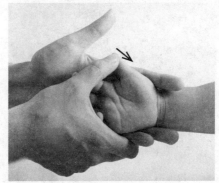

补脾经

3. 揉板门

除了脾经穴外，还有一个穴位叫板门穴，揉板门能健脾和胃、消食化滞、运达上下之气。板门穴跟脾经穴一样，也不是一个点，而是一个区域，它就在大拇指下方手掌上那片厚厚的肉上。

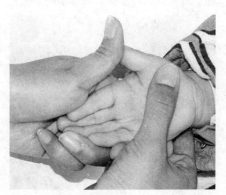

揉板门

脾经穴和板门穴是两个非常好的保健穴，如果孩子肚子胀、不消化、不爱吃饭、干巴瘦、脸色发黄等，家长可以常给孩子揉揉这两个穴位。

4. 掐四缝

小儿推拿师最喜欢四缝穴了，它又被称作"吃饭穴"，很多孩子不好好吃饭，小儿推拿师用针扎一下四缝穴，孩子回去就有胃口了。不过家长在家最好不要扎，可以给孩子掐掐四缝穴，其位于手二、三、四、五指掌面，近端指间关节横纹中点。方法很简单，用您的大拇指的指甲在每个指缝掐 5 次就可以了。

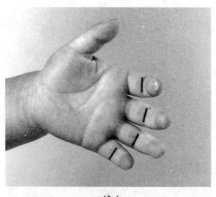

四缝穴

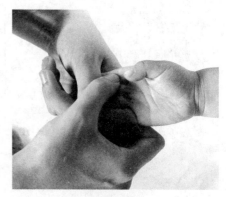

掐四缝

5.清（补）大肠

大便正不正常，是孩子健不健康的一个重要参照。糟粕能排出去，肠道运转正常，孩子才会感觉到饿，才能想吃饭。所以，如果孩子大便干，可以清清大肠。食指上靠近大拇指一侧就是大肠经了，从指根向指尖推 300 次即可。反过来，如果孩子大便稀，可以给孩子补大肠，从指尖向指根推就可以了。

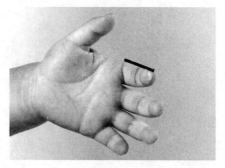

大肠经

6.捏脊

捏脊的好处太多了，它能健脾理肺，调和阴阳，如果您的孩子消瘦，经常生病，身体差，建议您多花点功夫，给孩子捏捏脊。由于捏脊是沿着整个脊柱，人体的膀胱经、督脉还有心、肝、脾、肺、肾五脏的俞穴都在这条线上，因此它是一个全身的调理。

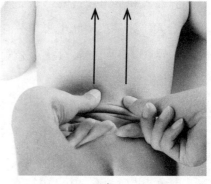

捏脊

作为一个保健手法，每天用您两手的大拇指和食指，抓起孩子背部的皮肤，从尾巴骨那里往上捏到脖子处就可以了，每天6次即可。

7. 摩腹

上面这些做完了，再给孩子揉揉肚子，孩子会非常舒服。腹部是五脏六腑的家，肝、脾、胃、胆、肾、膀胱、大肠、小肠等脏器都住在这里，腹被喻为"五脏六腑之宫城，阴阳气血之发源。"摩腹这个方法药王孙思邈在《备急千金要方》中说："摩腹数百遍，则食易消，大益人，令人能饮食，无百病。"

每天给孩子摩腹150~300次，能让孩子胃肠通畅、气血顺畅。方法很简单，把您的除大拇指以外的四个手指并拢，用指腹顺时针揉就可以了。

🌸 9种消食积的饮料，孩子抱着不松口

孩子食积是家长们最最头疼的一件事，因为这些小淘气们个个都是"吃货"，吃得多了就上吐下泻，还容易诱发感冒、肺炎等一大堆病。其实，有很多中药、食物都有消食积的作用，做成饮料，酸甜可口，孩子们特别爱喝，也就不用怕他们食积啦！

麦芽饮

这里说的麦芽是中药炒麦芽，可行气消食、健脾开胃，用于米面类食物引起的食积不消，一般饭后服用。到草药店买一些，取5~10克直接煮水喝。

山楂饮

山楂能消食健胃、行气，用于肉食积滞、胃脘胀满，一般饭后服用。取5~10克直接煮水喝。

陈皮饮

陈皮能温胃散寒、理气健脾，适用于胃部胀满、消化不良、食欲不振，一般饭后服用，取3~5克直接煮水喝。

乌梅饮

乌梅生津、解毒、能促进排便，适合用于大便不畅、消化不良。取乌梅3~5个直接煮水（也可以加冰糖）即可。

苹果饮

苹果能润肠通便（生食），妈妈可以选用花花牛苹果，弄成苹果泥，加入温水后饮用，能助消化、通便。

火龙果饮

火龙果能保护胃黏膜、润肠通便，可以做成泥状，调入蜂蜜加温水服用，通便消食的作用较好。

荸荠饮

荸荠能润肺、生津、促进大肠蠕动、润肠通便。可以取 5~7 个，切片煮水，连汤带肉一块吃。

萝卜饮

萝卜能下气消食、润肠通便、解毒生津，取三大片白萝卜直接煮水喝就可以。

黑木耳饮

黑木耳能够促进胃肠蠕动，治疗便秘。取三五朵黑木耳泡发、切碎、煮成糊状，加蜂蜜即可食用。

孩子每天到底吃多少饭才会告别食积

半大小子，吃穷老子！小孩子都能吃，有很多孩子比父母吃得都多。吃得多，就容易食积生病。家长们心里会纠结，孩子每天到底吃多少饭才会告别食积？其实，这三个标准家长如果掌握一下，孩子吃饭就不会食积了。

标准一：注意胃的容量

小孩子吃得都多，不怪孩子，这是身体的需要。从身体的发育来讲，孩子从出生到 1 岁，身高会增长约 50%，体重更是会增加到原来的 3 倍甚至更多。比如说，一个孩子出生时身长 50 厘米，体重 7 斤。到 1 岁的时候，身长大约会长到 75 厘米，体重会长到 20 多斤。吓人不？所以，孩子吃得多是正常的。

但是，孩子 1 岁以后开始吃辅食了，家长就不能让孩子这样胡吃海喝了。吃饭跟喝奶不一样，吃饭是需要胃来消化的。所以，家长给孩子喂食的时候要注意，看看孩子的胃的容量。小孩子的胃有多大呢？就像妈妈的拳头那么大！或者说，就像个橙子那么大。所以孩子每顿吃饭吃多少？像拳头那么大小就可以了。

在这里多说一点，您知道成人的胃有多大吗？柚子！橙子和柚子可不是一个级别的，所以，小孩子吃饭不能像大人那样一天三顿。如果父母不想让孩子吃得过多了，或者食积了，那最好少食多餐。一顿少吃点，一天吃上五六顿。

标准二：注意金字塔式的饮食

把孩子的饮食量控制住了还不够，还要注意食物的种类。你给孩子吃得少了，但是光吃肉，还是容易食积。所以，给孩子的饮食要像金字塔一样。这个饮食的金字塔，您可以把它分成三层，顶层是肉、牛奶、鱼类，中层是蛋类、水果、坚果类，底层是主食、蔬菜类。

金字塔大家都知道，越往上，体积越小。所以，给孩子吃饭还要注意，多吃底层的，接下来是中层的，顶层的肉和牛奶都要控制。

标准三：父母才是游击队长

很多宝妈苦恼，让孩子吃饭就像打游击一样，让人琢磨不透。孩子吃饭的时候动来动去，玩这玩那，根本不可能坐下来安安静静吃饭。孩子吃饭也让人苦恼，碰到喜欢吃的，猛吃猛喝，大人夹一筷子都不让，碰到不喜欢的，怎么哄都不吃。

注意，父母这时候不妨把自己的角色转换一下。注意，你才是游击队长！小屁孩儿怎么能被大人耍得团团转呢？既然孩子不听话，就陪他玩玩儿！有位宝妈说，自己经常给孩子做蔬菜粥喝，把蔬菜切得碎一点，加点瘦肉末、火腿丁等，孩子一闻到那种肉香味，主动喝得光光的。

咱们老祖宗还留下句俗话叫"习惯成自然"！所以，必要的时候还是要树立一下父母的权威，而且这种权威是必要的。以战促和嘛！

🌿 食积哭闹不睡觉，妈妈一招孩子分分钟打呼噜

小儿夜间哭闹，中医称"夜啼"。夜啼是婴儿时期常见的一种睡眠障碍。不少孩子白天好好的，可是一到晚上就烦躁不安，哭闹不止，人们习惯上将这些孩子称为"夜啼郎"。

脾寒、心热、惊恐、食积等很多原因都可以导致宝宝夜啼，但是最常见的就

是食积夜啼。中医有句话叫作"胃不和，则卧不安"，食积之后，宝宝肚子不舒服，晚上也就影响他的睡眠，明明瞌睡身体又不舒服，当然就哭闹不睡觉啦！

孩子不睡觉，宝爸宝妈也会跟着难受，这点我深有体会。有时候大人困得要命，孩子在那翻来覆去不睡觉，光想上去赏他两巴掌。其实，孩子食积哭闹不睡觉，有一套推拿手法非常管用。

记得有天晚上一位宝妈就遇到了这样的问题，我就给她推荐了一个"小天心"穴，她第二天就说，孩子晚上很快就睡了，不像以前哭闹大半夜。下面这套手法就是调理小儿食积夜啼的推拿手法啦！

清胃经

以一手拇指端自小儿大鱼际桡侧缘从掌根向拇指根方向直推 500 下就是清胃经。食积之后，食物在胃中继而化热，所以要清胃经，清热化湿。

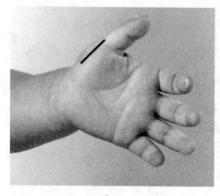

胃经

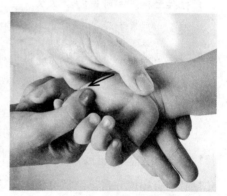

清胃经

揉板门

以拇指端按揉小儿大鱼际平面 200~300 次即是揉板门，可健脾和胃，消食化滞。

捣小天心

小天心位于大、小鱼际中间的凹陷处，可以镇静安神，捣 500 次即可。

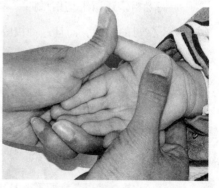

揉板门

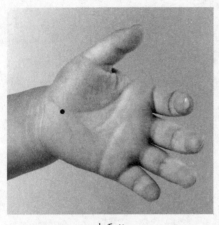

小天心

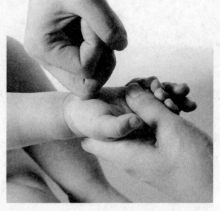

捣小天心

清天河水

天河水在小孩的上肢的内侧，从手腕到肘窝成一条直线，从手腕向肘窝方向直推为清天河水，推 300~500 次，可清心除烦，与捣小天心配合，可除烦安神，助宝宝睡眠。

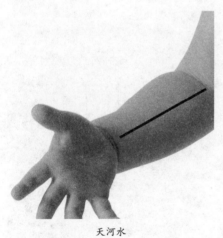

天河水

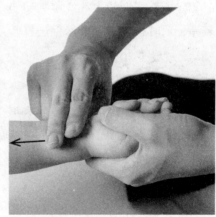

清天河水

清补脾经

食积常常伴有脾胃虚弱，所以要清补脾经，健脾和胃。将小儿拇指屈曲，以您的拇指端循小儿拇指桡侧缘由指尖向指根方向来回推 500 次即可。

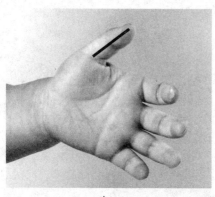

脾经

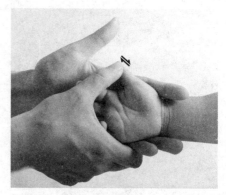

清补脾经

按揉足三里

足三里就在外膝眼下三寸，即本人的四横指宽，按揉100~200下，可健脾和胃、增强体质，是常用的保健穴。

顺时针摩腹

经常食积的孩子，胃肠蠕动比较差，顺时针揉肚子可以促进胃肠蠕动，一般5~10分钟。

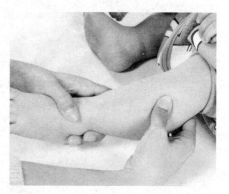

按揉足三里

捏脊

就是家长用两手的食指和拇指将小儿脊柱上的肌肉轻轻捏起，从下往上，捏5~8遍，可以强身健体，增强孩子体质。

啼哭是婴儿的一种本能性反应，因为在婴儿时期尚没有语言表达能力，"哭"就是表达要求或痛苦的一种方式。如饥饿、口渴、衣着过冷或过热、尿布潮湿、臀部腋下皮肤糜烂、湿疹作痒，或虫咬等原因，或养成爱抱的习惯，均可引起患儿哭闹。这种哭闹是正常的本能性反应。如果宝宝一直哭，宝妈们还须仔细观察，看是不是

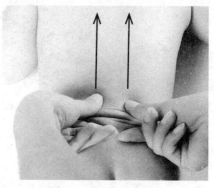

捏脊

上面的原因!

🦟 孩子身上的几个"吃饭"穴，一揉就狼吞虎咽

有的家长为孩子吃得多、食积发愁，也有很多家长为孩子不吃饭、瘦得皮包骨头发愁。给大家推荐几个吃饭穴吧，经常给孩子揉一揉，孩子就会狼吞虎咽大口吃饭啦!

胃经穴

胃经穴在孩子手掌桡侧大鱼际处。向心为补，离心为清，所以从掌根向指根推就是清胃经了。把孩子抱在怀里，用您的左手抓住孩子的小手，您右手的大拇指放在孩子的胃经上，清300次即可。

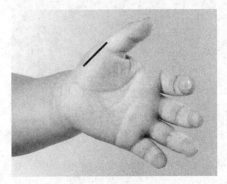
胃经

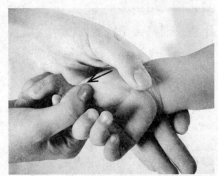
清胃经

四缝穴

四缝穴是指孩子食指、中指、无名指、小指上靠近手掌的第一指间

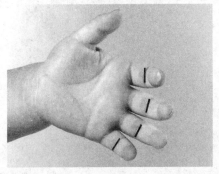
四缝穴

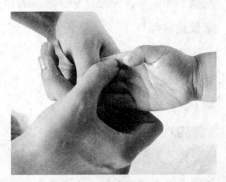
掐四缝

关节的 4 个横纹。四缝穴是小儿推拿师特别喜欢的穴位，因为它是经外奇穴，治疗小儿疳积效果特别好。如果孩子不爱吃饭，小儿推拿师拿着三棱针扎一下这四个部位，会挤出一些黄水，扎上一两次，孩子就胃口大开啦。

当然，作为宝妈宝爸，自己在家给孩子掐一掐四缝穴也非常好，左手抓着孩子的小手，右手用大拇指的指甲一下一下地掐就可以了。每个指节掐 10 次，左右手都要掐到。

板门穴

除了脾经穴外，还有一个穴位叫板门穴，揉板门能健脾和胃、消食化滞、运达上下之气。它不是一个点，而是一个区域，就在大拇指下方手掌上那片厚厚的肉上，顺时针揉就可以了，每天 150~300 次。

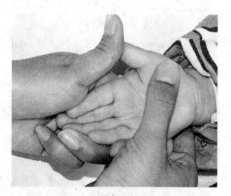

揉板门

中脘穴

中脘穴对应的是胃的中部，所以刺激中脘穴可以促进胃的蠕动，中脘穴被称为"万能胃药"，它治疗主要是胃病，比如肚子胀、腹泻、便秘、胃痛、吃饭少、翻胃等。有些孩子晚上不爱睡觉，翻来翻去的，家长给揉揉肚子，孩子很快就睡觉了，这就跟中脘穴有很大关系，揉肚子刺激到胃了，胃里舒服了，不堵了，自然就睡着了。

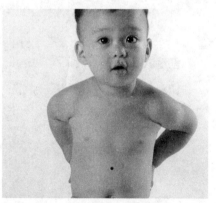

中脘穴

内八卦

内八卦位于小儿手掌心内劳宫一周，成一环状，逆时针揉可助气调气，加强中气的运化力量，并能消积化痞，运 300 次即可。

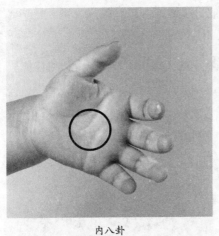

内八卦

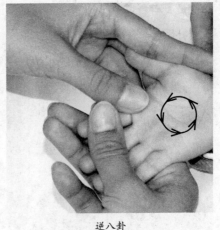

逆八卦

宝妈们，孩子鼻梁发青的病根原来是这儿

咱们在生活中，经常见到很多孩子的鼻梁上，也就是山根的地方发青，有些孩子甚至会有一道明显的青筋。很多宝妈心生疑问，孩子这是怎么回事啊？其实，河南中医药大学第一附属医院治未病中心主任医师琚玮给大家一解释就都明白了。

如果留心的话，会发现这类孩子大多瘦瘦的、吃饭不好、爱挑食，甚至烦躁、晚上不好好睡觉。有些孩子比较明显，会出现头发黄、脸色黄、个子小等症状。其实，这一切的根本都跟脾虚肝旺有关。

从中医五行上来讲，脾属土，主黄色；肝属木，主青色。木和土是相克的关系，这点很好理解，植物可以涵养土地，水土流失严重的话，多种树就可以克制住了。

所以，小孩子脾虚的时候容易肝旺，脾虚的时候肝木就会过于克伐脾土，这时候孩子的鼻梁部位就会发青。

事实上，很多健脾的中药里都加有平肝的中药，像咱们家长们都熟知的小儿康颗粒、小儿七星茶颗粒等，都加有钩藤、蝉蜕、灯心草等中药，这样平肝健脾，孩子喝了以后不仅可以健脾胃，还可以清热除烦。门诊上有时候遇到鼻梁有青筋的孩子，家长反映晚上睡觉睡不好，给孩子开点健脾平肝的中药，孩子睡得可香了，就是这个道理。

鼻梁有青筋的孩子，家长还可以试试小儿推拿，也挺好。

补脾经

用您的左手抓着孩子的小手，用您右手的大拇指顺着孩子大拇指桡侧从指尖向指根直推，就是补脾经了，做300次即可。

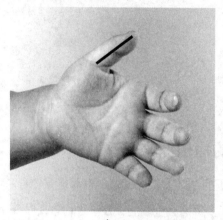

脾经

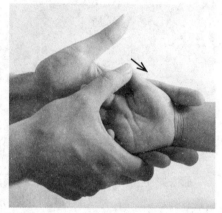

补脾经

揉板门

大拇指最下面的那块儿肥厚的肉就是板门穴，顺时针揉就可以了，每天150~300次。揉板门能健脾和胃、消食化滞、运达上下之气。

脾经穴和板门穴是两个非常好的保健穴，如果孩子肚子胀、不消化、不爱吃饭、干巴瘦、脸色发黄等，家长可以常给孩子揉揉这两个穴位。

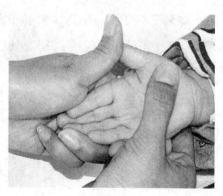

揉板门

清肝经

肝经穴是从食指指根到指尖的一条直线，从指根向指尖推为清肝经，做150次即可。

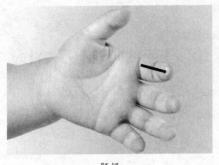

肝经

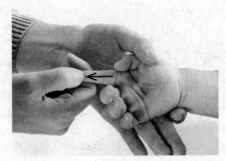

清肝经

揉中脘

中脘穴对应的是胃的中部，所以刺激中脘穴可以促进胃的蠕动，中脘穴被称为"万能胃药"，它治疗的主要是胃病，比如肚子胀、腹泻、便秘、胃痛、吃饭少、反胃等。有些孩子晚上不爱睡觉，翻来翻去的，家长给揉揉肚子，孩子很快就睡着了，这就跟中脘穴有很大关系，揉

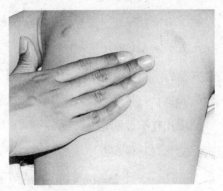

揉中脘

肚子刺激到胃了，胃里舒服了，不堵了，自然就睡着了。

揉足三里

上面说啦，鼻梁有青筋的孩子，大多会伴有消瘦、头发黄、个子小等问题。宝妈要记住一句话"肚腹三里留"，啥意思呢？胃肠有疾先找足三里穴。宝妈们还要记住另外一句话"揉揉足三里，胜吃老母鸡"，足三里还是个调理脾胃、补中益气的要穴。足三里穴也很好找，外膝

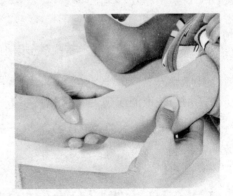

揉足三里

眼下四指的地方就是啦，左右腿各揉 150 次即可。

整套手法有清有补，妈妈们经常做，慢慢地会发现，孩子鼻梁上的青筋

就没有啦！

消食积的保和丸、肥儿丸，给孩子吃的时候千万要注意

前几天发了用保和丸、山楂丸、肥儿丸给孩子消食积、除内热的文章以后，很多宝妈问关于保和丸、肥儿丸的用量问题，咱们再请河南中医药大学第一附属医院儿科主任医师任献青博士给宝妈们解答一下。

保和丸，孩子应该这样吃

孩子有食积、内热、大便干、肚子胀的时候可以吃保和丸，因为保和丸里除了山楂、神曲、麦芽，还有清热的连翘、通便治腹胀的莱菔子。

关于保和丸的用量，12岁以上的孩子可以采用成人用量，一般一次8粒，一天两次。7~12岁的孩子，可以用到三分之二的量，也就是一次6粒，一天两次。小于7岁的孩子，可以考虑吃保和颗粒，按说明书给孩子吃就可以啦！

肥儿丸不要乱吃

肥儿丸与保和丸不同的地方在于它的通便效果较强，3岁以上的孩子一次1~2丸，一日1~2次；1~3岁的孩子可以考虑吃半丸，一天1~2次。1岁以下的孩子最好在医生的指导下使用。

另外，宝妈们要注意，虽然说明书上说孩子腹泻的时候也可以吃，但实际上，肥儿丸对大便干比较合适，大便稀的时候尽量不要使用，或者在医生的指导下使用。

需要特别强调一点，有些孩子因为大便特别干，很难拉下来，吃完肥儿丸好像也不见效。这时候一些家长会觉得是药量不够而加大用量，实际上，过量用药并不能起到更好的作用。家长们一定要理解一个道理，小儿食积、大便干都不是一天两天形成的，冰冻三尺非一日之寒，给孩子治病的时候也要慢慢来，不能心急。

这10大绝招专治你的"挑食宝宝"

很多妈妈面对孩子挑食的时候心情非常复杂，回想起来，跟"初恋时的感觉"差不多，既心疼又不知所措。把10大绝招教给你，让你的"挑食宝宝"

乖乖吃饭！

绝招一：别忘了"父母是孩子最好的榜样"

父母是孩子最好的医生、父母是孩子最好的老师，这几乎所有家长都知道。但是，别忘了，父母还是孩子最好的榜样。在孩子眼里，那个最伟大、最崇高的形象永远是父母。

可以陪孩子玩游戏："宝宝，妈妈陪你玩个吃饭饭的游戏吧？妈妈吃口洋葱、宝宝吃口洋葱，妈妈吃口肉肉，宝宝吃口肉肉好不好？"

作为心中最伟大的人，妈妈都吃了，宝宝当然会跟着吃啦！虽然心里有点小不情愿，但是结果才是最重要的。

绝招二：让孩子自己选择

有心的父母，可以把孩子不喜欢的食物列出来，比如，洋葱、青椒、土豆……，然后写在一张纸上，征求孩子的意见。虽然都是孩子不喜欢吃的，但是也有顺序。

列出来以后，问孩子，今天的菜有洋葱、青椒、土豆……，咱们吃什么好？孩子会从中挑一个虽然不喜欢吃，但是也不反感的。到吃饭的时候，因为菜是孩子自己选择的，就不会那么反感。

比如今天挑了土豆，明天再问孩子吃什么菜，如果孩子选择别的就算了，如果还挑土豆，可以说："又吃土豆，妈妈都吃烦了，换一个吧？"这样有计划地进行，要不了多久，孩子就能把不喜欢吃的菜给吃一遍啦！

绝招三：中西合璧

有位妈妈说，孩子怎么都不吃青菜，有次带他去吃汉堡的时候把里面的菜都吃完了。回来以后，就经常给孩子做汉堡、三明治、比萨饼。有位宝妈还费心给孩子做了日式料理，孩子吃得快如疾风、狼吞虎咽。

绝招四：限定时间

小孩子遇到不喜欢吃的食物，其实只有一个办法，那就是"拖"，拖到最后，全家人都吃完了，那点青菜他还没有吃。

其实，做任何事给孩子限定时间是个非常好的习惯，看电视、写作业等都限定时间，吃饭的时候也要限定时间。比如说："小宝，妈妈给你1分钟时间，你把刚夹给你的青菜吃掉，否则等会儿你就不能吃肉了（否则等会儿就把你看动画片的时间取消了）……"

绝招五：涂涂抹抹蘸蘸

作为家长，有时候我们不理解孩子的吃饭方式。比如，他会把牛奶倒到稀饭里，会把虾放到饮料里，我们看着难受，孩子倒吃得津津有味。

事实上，孩子吃饭其实也是在玩游戏。有次我家里买了番茄酱，孩子晚上在吃青椒的时候本来不情愿，后来自己说："我想在上面抹点番茄酱。"抹上去之后他果然毫不犹豫地把青椒吃掉了。后来，媳妇就买了些"涂料"放在家里，比如海天黄豆酱、巧克力酱、水果酱等，超级管用。

绝招六：吃一送一

有位宝妈也对孩子吃饭挑食苦恼不已，有天她突然在吃饭的时候"发狠"定了个规矩："从今天开始，爷爷、奶奶、爸爸、妈妈、宝宝，吃块肉必须得吃点青菜，谁不这样吃就不是这个家的成员了！"好像很严肃的样子，小孩子嘛，智力毕竟有限，他会感觉这个规矩是对全家人定的，殊不知就是针对他的。

绝招七：鼓励比强迫好

言语的力量是伟大的，宝宝遇到了不喜欢吃的食物，有位宝妈拿着勺子挖了一勺，然后对着孩子的嘴巴说："哇，小火车进洞喽，呜——咕咕呱噔，咕咕呱噔……"孩子就乖乖把嘴巴张开，心甘情愿地吃掉了！

绝招八：除味儿

有些食物孩子不喜欢吃，跟它独特的味道有关，比如洋葱、青椒等。可以切得细一些，用鸡蛋裹一裹等，有很多种方法，孩子闻不到那种味道，当然就不会不吃了。

绝招九：充分利用帮忙小超人

家长们不要不舍得用孩子，孩子很乐意的。做饭的时候，叫上孩子帮忙择菜啦、剥蒜啦，让孩子参加与进来，过会儿，菜做好了，他会有种感觉——这道菜是我亲手做的。宝妈也可以说："宝宝，这道菜是小宝剥的皮，一定很好吃。"宝宝就不会那么抵触啦！

绝招十：有些是需要看医生的

孩子不吃饭，有时候是需要看医生的。比如孩子缺锌，食欲就差，就是不爱吃饭、吃得少，你再怎么想办法都没用，一补锌，胃口自然就上来了。

如果有的孩子不爱吃饭，偏食挑食，又有明显的面黄、体瘦、头发枯黄稀少等，那就求助医生来解决吧。

宝宝流口水的原因及食疗、推拿大全

小孩子流口水，其实蛮可爱的，尤其是笑着的时候，非常讨人喜欢。但是，有些小孩子流口水是正常的，有些则是病理性的，宝妈们得注意。

生理性流口水常见于两种情况

1. 在 4 个月添加辅食后

0~3 个月，宝宝在新生儿时期，唾液腺不发达。生后第一周，其唾液分泌量一昼夜约为 50~80 毫升，是成人的 1/20~1/25。婴儿唾液分泌量约 4 个月时才增加到每昼夜 200~240 毫升，到 5 个月后，才显著地增加。加上此时宝宝大多是母乳或乳类喂养，并不需要唾液淀粉酶参与消化，也不会刺激唾液腺分泌。所以 0~3 个月的宝宝是不会流口水的。

4 个月以后，宝妈们开始给宝宝添加辅食了，宝妈们给孩子添加的辅食多从米、面等淀粉类的食物开始，会反射性刺激唾液腺分泌，宝贝口腔容积相对较小，吞咽调节功能发育还不完善，尚不能及时吞咽所分泌的唾液，因此会出现口水外流。

所以，4 个月以后宝妈们给孩子添加辅食后孩子流口水是正常的，不用担心啦！

2. 长乳牙

7~18 个月，孩子口水流得最频繁，除了辅食的原因，另一个原因就是恰好处在宝贝的萌牙期。乳牙萌出时顶出牙龈，会引起牙龈组织轻度肿胀不适，刺激牙龈上的神经，激发唾液腺反射性地分泌增加。

大部分宝贝在两岁之前，因为肌肉运动功能的成熟，逐渐能有效地控制吞咽动作，嘴边也不再湿乎乎的了。

宝妈请这样做

对于生理性的流口水，家长不必过于担心，过一段时间会自己好，只要给宝宝做好护理就行了。家长需要注意以下4个方面：

1. 宝宝一旦有口水流出，应马上用清洁的小毛巾擦掉。

2. 经常用温水洗洗口水流到的地方，保护宝宝稚嫩的皮肤。

3. 宝宝流口水，会把衣服、枕头、被褥等弄湿。宝宝的衣服要经常换，防止细菌滋长。枕头、被褥等也要勤洗勤晒，在太阳下晾晒杀菌。如果想减少洗衣服的次数，不妨给宝宝戴个围嘴，防止口水把衣服弄脏。

4. 宝宝流口水的阶段，跟宝宝嬉戏玩耍时不要总是捏宝宝两边胖乎乎的脸颊，那样会刺激唾液腺的分泌，加重流口水情况。

如果是病理性的流口水，宝妈们可以带孩子去找中医儿科大夫就诊，或者做小儿推拿，效果都挺好的。

有些家长发现，孩子早晨起来以后，嘴角会有白色的痕迹，不知道是怎么回事。其实，小儿生长发育专家琚玮教授说，这是夜里睡觉流口水造成的。

中医讲，脾在液为涎，所以，孩子晚上睡觉流口水，病根儿还是在脾胃上。一般来讲，1岁以内的婴幼儿因口腔容积小，唾液分泌量大，加之出牙对牙龈的刺激，大多都会流口水。随着生长发育，大约在1岁左右流口水的现象就会逐渐消失。这是正常现象，家长不用担心。

但是，如果孩子年龄再大些，或者说夜里睡觉流口水，那就说明脾胃有问题了。

诱发小儿流口水的原因主要有两种

1. 脾虚食积

脾虚食积的孩子，消化系统需要更多的津液来帮助消食，这时候口腔中也会分泌过多的唾液，孩子就会流口水了。这时候家长可以让孩子吃点保和丸、参苓白术散、化积口服液都行，食疗上孩子多吃点萝卜、山楂、鸡内金、南瓜、大枣、山药等。

2. 脾虚湿盛

脾虚湿盛的根本还是在脾虚，脾脏的一个重要功能就是运化水湿。当孩子脾虚的时候，运化水湿的功能出现问题，这时候湿邪强大了，就会反过来影响脾脏，所以中医有"湿困脾土不健运"的说法。

门诊上常见的脾虚湿盛、流口水的孩子多见于"小胖墩儿"，所以家长要注意，这类孩子要少吃一些肥甘厚腻的食物，饮食尽量清淡。可以多给孩子吃一些山药、扁豆、莲子、芡实等。有道粥健脾、益气、利湿效果不错，家长可以给孩子做一下。

三味薏米羹：取薏米和新鲜的山药、莲子各 30 克。把它们洗净，加上水后大火烧开换成小火熬成粥就可以了。可以一连吃上几天。

小儿推拿治疗流口水，效果也非常好，宝妈们不妨一试。

主要手法：清补脾经、逆八卦

因为小儿流口水病根儿在脾脏上嘛，所以主要应健脾益气。

1. 清补脾经

清补脾经是将小儿拇指屈曲，以您的拇指端循小儿拇指桡侧缘由指尖向指根方向来回推。清补脾经可以健脾胃，一般做 500 次。

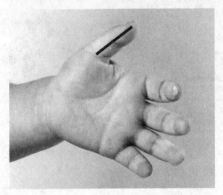

脾经

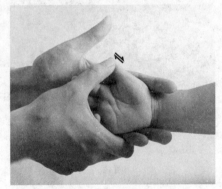

清补脾经

2. 逆八卦

内八卦位于小儿手掌心内劳宫一周，成一环状，可助气调气，加强中气运化水湿的力量，逆时针运 500 次即为逆八卦，可化湿消积。

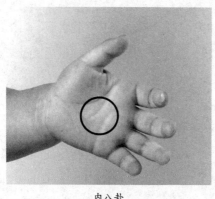

内八卦

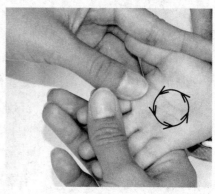

逆八卦

辅助手法分"脾胃积热"和"脾胃虚寒"

1.脾胃积热：怕热，容易出汗，大便干燥，小便黄，口水比较黏稠，有口气。

（1）清胃经

一手以拇指端自小儿大鱼际桡侧缘从掌根向拇指根方向直推 500 下即是清胃经，可清胃中积热。

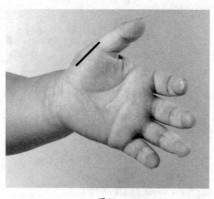

胃经

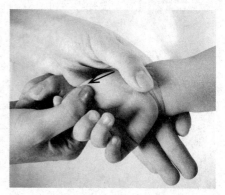

清胃经

（2）清补大肠

由小儿虎口向食指尖方向来回推，200~300 次，或者 3~5 分钟，可导积泄热通便。

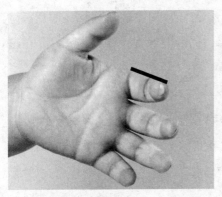

大肠经

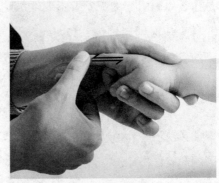

清补大肠

2.脾胃虚寒：怕冷，小便清长，容易拉肚子，口水质稀，舌质淡，苔白。

（1）揉外劳宫

外劳宫属于暖穴，可温里祛寒，对于改善寒性体质的孩子平时怕冷、手脚经常凉凉的、一吃凉的就肚子疼，或者拉肚子等情况，坚持推拿效果很好。外劳宫在小孩掌背正中第二、三掌骨中间凹陷处，揉300~500次即可。

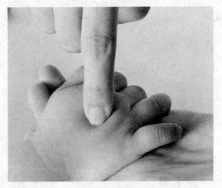

揉外劳宫

（2）揉二人上马

二人上马可大补肾之水火，肾阳足了，脾阳虚也会得到改善，二人上马在小孩的掌背小指、无名指两掌骨中间偏下，取凹陷处，揉300~500次。

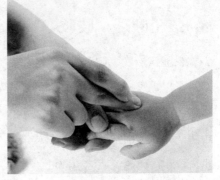

揉二人上马

❀ 孩子的口臭是哪里来的

做妈妈的有时候会很纠结，比如孩子口臭，也不是什么大问题，到底

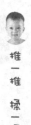

是什么原因引起的呢？要不要上医院看看？河南中医药大学第一附属医院儿科主任医师赵坤说，口臭大多跟妈妈们的喂养方式有关，病根儿在孩子的胃里。

第一个原因是食积

正常情况下，吃到胃里的食物，2~4个小时就排空了，素食会快一些，肉食会慢一些。妈妈们给孩子吃的肉食太多了，胃没有排空的时间。时间久了就形成食积，食物腐到胃里了，这时候就容易形成口臭。其实，口臭就是食物腐烂的味道。

第二个原因是有胃火

有些孩子胃火特别大，孩子喜欢吃上火的东西，比如火锅、烧烤、膨化食品、辣椒等。这类孩子胃火大，大多还伴有大便干、肚子胀、不想吃饭等问题，胃火上炎，也会出现口臭。

这时候怎么办呢？很简单，第一，家长要让孩子饿一饿，让孩子少吃点，把肉停掉，多吃点素食，给胃一个排空的时间。胃排空了，没有腐食了，当然口臭就没了。第二，您也可以用山楂给孩子泡点水喝，消消食；还可以把鸡内金打成粉，然后揉到面里，给孩子烙个饼吃，临床上这两个方法效果都不错。当然，也可以在医生的指导下吃点保和丸、肥儿丸等。

孩子磨牙"吱吱"响，试试这些小验方

很多孩子晚上睡觉都会磨牙，"吱吱"乱响，有些宝妈担心，别把小牙磨坏了。妈妈的担心是有道理的，夜间磨牙确实会引起牙齿、牙周组织、咀嚼肌和下颌关节等器官的损害。小孩子磨牙，大多病根儿不在牙齿上，河南中医药大学第一附属医院儿科成淑凤主任医师说，小儿磨牙多是由肠道寄生虫、食积、内热等原因引起的。

肠道寄生虫

如果孩子肚子里有蛔虫、蛲虫等肠道寄生虫，这些寄生虫是靠咱们人体内的营养物质来生存，夜里它们活动的时候，就会造成小儿磨牙。这类孩子有的还会伴有肚子疼、恶心、呕吐等症状，有些孩子脸上还会长虫斑。家

长可以趁孩子晚上睡熟的时候，把孩子的屁股缝扒开看看有没有白色的小虫子。怀疑孩子有肠道寄生虫的话，给孩子吃点打虫药打打虫就可以了。

食积胃热

民间有句俗话，"吃饱睡，咬牙流口水"。所以，夜里磨牙，还跟食积有胃热有关。《医学入门》中讲："牙床属胃，牙齿属肾。"意思是说，人的牙床与胃有密切关系，牙齿和肾有密切关系。人磨牙的时候，是牙床不舒服，才会使上下两排牙齿磨来磨去。根本的原因还在于胃里有热、胃经有火，"热则动"，所以才会磨牙。

这类孩子的调理很简单，家长们到药店去买焦三仙（焦神曲、焦山楂、焦麦芽）各6克，回来给孩子熬水喝，孩子的食积消下去了，就不磨牙了。

内热大

内热大的孩子也容易出现磨牙的现象，这类孩子大多伴有手脚心热、口干、脸红、目赤、便干等，这时候也很简单，给孩子清清火就可以了。到药店买金银花、连翘、栀子各6克，泡水给孩子喝几天，内热消了就不磨牙了。

另外，还有一个小验方也非常管用，用芦根30克（一天的量），分多次泡水，加上冰糖给孩子喝，短则一两天，长则三五天就止住了。芦根很好买，一般的中草药店都有卖的。它"味甘"，也就是说，有淡淡的甜味，孩子喝起来也不会难以下咽。如果孩子愿意喝的话，就不用加冰糖了，如果不愿意喝的话，可以适当加点冰糖调调味儿。芦根入胃经和肺经，可以清热生津，清胃热的效果非常好。当然，如果您给孩子喝上几天后，还不好，那就停掉吧，因为它是凉性的嘛，喝多了伤胃。

❄ 这样推拿，孩子睡觉就不磨牙了

记得我儿子小的时候，晚上睡觉就爱磨牙，我倒是不觉得他晚上睡觉不安稳，只是担心孩子磨牙时间久了，别再把牙磨坏了。

如果您家孩子也磨牙，宝妈们可以做做小儿推拿，用不了几天，孩子就不磨牙了。

摩腹

摩腹，就是给孩子揉肚子，摩腹可以疏通胃肠之气，对孩子的帮助非常大。摩腹的时候家长可以注意一下，如果孩子大便干、小便黄，可以顺时针揉200次，逆时针100次，这是清中有补。如果大小便正常，可以顺逆时针各150次，平补平泻。如果大便稀、小便白，则逆时针200次，顺时针100次，以补为主。

清胃经

磨牙的病根儿在胃热，所以肯定要清胃经了，沿着孩子手掌桡侧大鱼际处，从掌根向指根推就是清胃经，做300次即可。

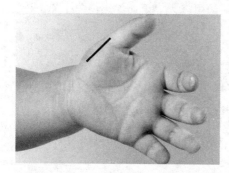

胃经

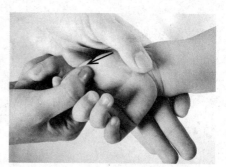

清胃经

清大肠、清小肠

胃经有热，大部分孩子大肠和小肠也会有热，孩子会出现大便干、小便黄的问题，这时候可以清清大肠和小肠。

大肠经在食指挨着大拇指一侧从指根到指尖的位置；小肠经在小指外侧从指根到指尖的位置，从指根往指尖各推300次即可。当然，也有些孩子没

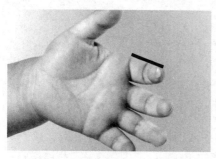

大肠经

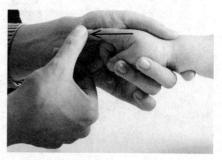

清大肠

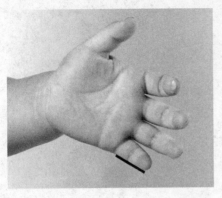

小肠经

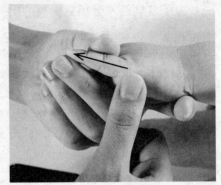

清小肠

有大便干、小便黄的问题，可以不推，家长要酌情把握。

清板门

清板门能健脾和胃、消食化滞、运达上下之气，可以消除腹胀、食积。顺着孩子左手的大鱼际从掌根向手指方向推就是清板门，150次即可。

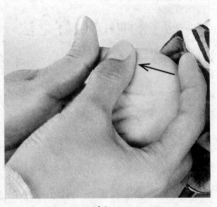

清板门

退六腑

六腑穴很好找，是一条长长的线，挨着小指一侧从胳膊肘到手腕处就是了。把您的食指和中指并拢，从肘向腕推就是了。退六腑清热效果非常好，

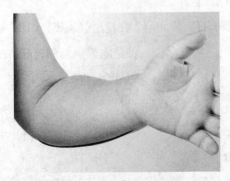

六腑

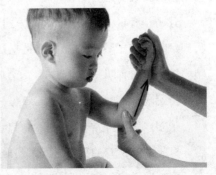

退六腑

一般孩子发烧经常会用到，推的次数不用太多，100次即可，家长要记住。

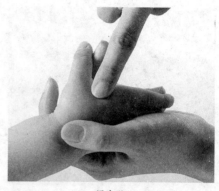

揉合谷

揉合谷

中医说"面口合谷收"，意思是，面和口上的问题找合谷穴就可以了。所以，还要揉合谷穴150次。合谷穴非常好找，位于手背第一、二掌骨间凹陷中就是了。

❀ 孩子打嗝的快好之法

儿子最近晚上一上床睡觉就不停打嗝，持续有10天了。我想着自己可能过两天就好了所以也没管，没想到孩子怎么也调整不过来。

于是下午带儿子来到河南中医药大学第一附属医院儿科主任医师宋桂华的门诊上，开了三剂药。晚上7点吃了半剂，9点多睡觉时居然一个嗝都不打了，真是厉害啊！一剂药都没吃完病就治住了。结果被媳妇吵了一顿，为啥不早点带孩子去看医生？让孩子一下多难受好几天！呃……好吧，我错了！

小儿打嗝，跟"水平胃"有关

为什么小孩子容易打嗝，大人不容易呢？这是因为小儿的胃没有发育完善，胃口比较浅，医生常形象地称为"水平胃"。所以，小孩子进食以后，食物容易反流引起打嗝，中医叫"胃气上逆"。

其实，有很多家长留言问过关于孩子打嗝的问题，在这里就系统地讲讲哈！打嗝的孩子分两种，一种是吃奶引起的打嗝，一种是吃饭引起的打嗝，咱们姑且把前者叫"打奶嗝"，后者叫"打饭嗝"，是不是更生动一些？

打奶嗝

很多新妈妈经常会遇到这样的问题，自己怀里几个月的宝宝，吃完奶以后，打嗝不停，有的甚至把奶都打吐出来了。

生二胎的妈妈们遇到这问题，都见怪不怪了，但是新妈妈就会感觉孩子像是有大事情要发生一样。其实不用担心，这类孩子大多与吃奶比较急，把空气吃到胃里了，最简单的方法，给孩子喂完奶以后不要马上把孩子平放，应当把宝宝竖起来，拍拍背，胃里的空气出来了，孩子自然就不打嗝了，就这么简单！

打饭嗝

吃饭的孩子打嗝，那就相对复杂一些，最常见的有以下三种情况：

一是食积。孩子胃里有积食，胃腑不通畅，胃气没法往下走，那就会上逆到咽喉，这时候孩子就容易打嗝！这时候给宝妈们推荐一个宝贝，叫白萝卜，切上几片，熬点水给孩子喝，白萝卜有消积下气的作用，很多孩子喝完就好了。宋桂华主任在门诊上经常给孩子推荐，宝妈们反响都不错！

多说一点吧，很多宝妈问，孩子食积了怎么办，其实萝卜水就非常非常好，甜甜的，孩子喝着也不反感，效果也非常好！

二是受凉。中医说，寒则气凝，气机凝滞的话，也容易打嗝。这个也很常见，有些宝宝一受风，不停地打嗝，这就跟受凉有关。如果孩子受凉引起打嗝的话，也教您一招，用热水袋、电暖宝、大盐包等加热，给孩子暖暖肚子，也很快就好了。

多说一句哈，暖肚子这种不要钱的方法，对宝妈也特别好。如果有的宝妈怕冷、腹痛等，都可以经常用它们来暖暖肚子。

三是内热。有些孩子有内热的话，也容易打嗝，这时候也很简单，吃点王氏保赤丸，给孩子消积、导滞、通便、清热，孩子没内热了，自然也就不会打嗝了。

顽固性打嗝

还有一些孩子的打嗝是顽固性的，发病时间比较长，反复治也治不好，这时候最好上医院找医生求治，别耽误了孩子的病情。

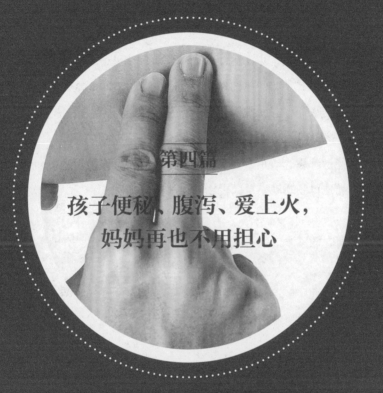

第四篇

**孩子便秘、腹泻、爱上火，
妈妈再也不用担心**

常吃这 14 种食物，让孩子悄悄告别便秘、便干

孩子出现便秘、大便干的时候，很多宝妈宝爸会感到无计可施。其实留心一下的话，咱们生活中有很多润肠通便的食物，如果孩子便秘、便干不是太严重的话，把下面这些水果、蔬菜轮换着给孩子吃一阵子，大便就会恢复正常了。

苹果

苹果能补心益气、止渴生津、润肺化痰，苹果含有丰富的果胶，有保护肠壁、清理肠道、预防便秘的作用。同时，苹果里的纤维，能使大便变得松软，能促进肠蠕动，有助排便。

南瓜

南瓜能健脾胃、清热解毒，其含有果胶，可以保护胃肠道黏膜、促进胆汁分泌、加强胃肠蠕动、帮助食物消化、促进排便。

地瓜

地瓜所含的膳食纤维松软易消化，可促进肠胃蠕动，有助于排便。

火龙果

火龙果能润肺解毒、保护胃黏膜。火龙果中芝麻状的种子有促进消化的功能，能使大便快速排出体外。

燕麦

燕麦能滑肠通便，促使粪便体积变大、水分增加，促进肠胃蠕动，发挥通便的作用。

糙米

糙米就是全米，保留米糠，有丰富的纤维，具吸水、吸脂作用及相当的饱足感，能促进肠胃蠕动，治疗便秘。

胡萝卜

胡萝卜能清热解毒、润肠通便，打成汁再加上蜂蜜，既好喝又能使通便效果更加明显。

白萝卜

白萝卜能健脾消食、润肺，所含的纤维素可促进排便，生食效果更好，或者打成汁。

菠菜

菠菜有下气调中、润肠通便之作用，凉拌、清炒都可以。

土豆

土豆能和胃调中、健脾利湿、宽肠通便，对于脾虚、消化不良、习惯性便秘等都有明显效果。

蜂蜜

蜂蜜能清热解毒、健脾和胃、润燥滑肠，可以促使胃酸正常分泌，还有增强肠蠕动的作用，能显著缩短排便时间。

木耳

木耳有滋阴强肾的作用，还含有丰富的纤维素，能够促进胃肠蠕动、防止便秘，有利于体内毒素的及时清除和排出。

银耳

银耳润肺滋阴，还含有丰富的膳食纤维，可助胃肠蠕动，防止便秘，有利于体内大便及时排出。

芝麻

芝麻有补虚扶正、滑肠通便之功效，特别适用于体虚便秘者食用。

🌿 孩子拉肚子、大便稀，用这种水果皮洗洗脚就好啦

到了秋天，孩子容易拉肚子。一方面秋天干燥，气温波动比较大，孩子容易受凉拉肚子；另一方面，还有很多孩子容易得秋季腹泻。小孩子都是"奶膘"，或者说"水膘"，本来胖乎乎、水灵灵的，一拉肚子脱了水，人很快就蔫儿了，看着让人心疼。

石榴皮"洗洗脚、止住屙"

河南中医药大学第一附属医院儿科主任医师宋桂华说，秋天正好有一种水果可以克制小儿腹泻，那就是现在已经挂满枝头的石榴。咱们民间很多地

方都有"洗洗脚，止住屙"的说法。所以，如果您的孩子拉肚子了、大便稀了，可以去剥点石榴皮，熬成水给孩子洗一洗脚。这个小验方在门诊上也经常给家长们推荐，反响也非常好！

石榴皮入大肠、肺、肾经，有收敛、涩肠的作用，另外，它还可以驱虫，也就是说，对付小儿肠道寄生虫也有一定的效果。《本草汇言》："石榴皮，涩肠止痢之药也。能治久痢虚滑不禁，并妇人血崩、带下诸疾，又安蛔虫。"

关于它的用法，很简单，找一个拳头大小的石榴，去籽，把石榴皮剥成块，加上水煎熬十几分钟，然后给孩子泡泡脚就可以啦！

这个石榴皮加得好

关于石榴皮治腹泻，医书上还有一个典故，很有意思！说元代有一个非常厉害的大夫叫朱震亨，医界尊称为"丹溪翁"。咱们上中学时学历史，应该知道有部医书叫《丹溪心法》，就是他的学生整理的。有一年夏天，朱丹溪的书友肚腹疼痛，久泻不止。朱丹溪诊脉后给他开了一剂中药，服药后不见好转。复诊时又给他开了三剂，服后还是泄泻不止。朱丹溪从未遇到过这么棘手的病例，一时束手无策。

这位书友无奈，即到朱丹溪的学生戴思恭处求医。戴思恭接过老师的处方仔细查看，又观舌切脉，详细询问病情，然后在方子里加了一味石榴皮，三日后腹泻好了。后来，这件事被朱丹溪知道了，他看罢处方似有所悟道："这味石榴皮添得好，真是青出于蓝而胜于蓝啊！"

为什么是"拜倒在你的石榴裙下"

再普及一个知识哈！为什么是拜倒在你的石榴裙下而不是苹果裙、火龙果裙？这里还有一个传说！

传说杨贵妃非常喜爱石榴花。唐天宝年间，唐明皇投其所好，在华清池、西绣岭、王母祠等地广泛栽种石榴，每当石榴花竞放之际，这位风流天子即设酒宴于"炽红火热"的石榴花丛中。

杨贵妃饮酒后，双腮绯红，唐明皇爱欣赏宠妃的妩媚醉态，常将贵妃被酒染之粉颈红云与石榴花相比，看谁红得艳丽。因唐明皇过分宠爱杨贵妃，不理朝政，大臣们不敢指责皇上，则迁怒于杨贵妃，对她拒不使礼。

杨贵妃无奈，依然爱赏石榴花、爱吃石榴，特别爱穿绣满石榴花的彩裙。一天唐明皇又设宴召群臣共饮，并邀杨贵妃献舞助兴。可贵妃端起酒杯送到唐明皇唇边，向皇上耳语道："这些臣子大多对臣妾侧目而视，不使礼，不恭敬，臣妾不愿为他们献舞。"唐明皇闻之，感到宠妃受了委屈，立即下令，所有文官武将，见了贵妃一律使礼，拒不跪拜者，以欺君之罪严惩。

众臣无奈，凡见到杨贵妃身着石榴裙走来，无不纷纷下跪使礼。于是"拜倒在石榴裙下"的典故流传千年，至今成了崇拜女性的俗语。

❁ 食积便秘，这样推拿最有效

很多食积的孩子会出现便秘、大便干的情况。其实，这病根还是在脾脏上，孩子吃太多食积了，就容易伤到脾。所以古代医书《幼科发挥》里面说"食饱伤脾"。脾脏受伤以后，运化功能就会变弱，这时候水谷精微就会积滞到肠腑，积的时间长了就容易化热。肠腑有热的话就会消耗掉更多的水液，这时候肠道就会传导失常，孩子就会大便干、便秘啦！

家长们千万不要小看了便秘，孩子大便干，大便的时候就容易形成肛裂，越疼孩子越不愿意上厕所，越不愿意上厕所便秘就越严重。另外，大肠经有热，还会传导到肺经上，肺经有热就容易发烧感冒等。

食积便秘，家长可以这样给孩子推拿：摩腹、补脾经、清大肠、清板门、逆八卦、下推七节骨。这套手法非常好，有几个宝妈给孩子推完以后，孩子很快就大便了，宝妈们都感慨，没想到自己这么厉害！

摩腹

先顺时针给孩子揉揉肚子，揉上 100 次即可。家长们千万不要小瞧了摩腹，它的效果非常好。摩腹可以调节腑气升降，使气血运行顺畅。

补脾经

用您的左手抓着孩子的小手，用您右手的大拇指顺着孩子大拇指桡侧从指尖向指根直推 300 次即可，可以补脾。

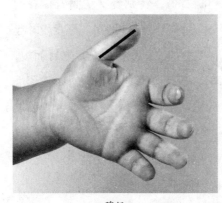

脾经

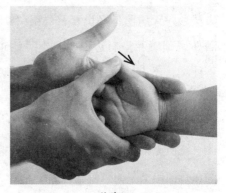

补脾经

清大肠

大肠经在食指靠近大拇指一侧，从指根往指尖推就是清大肠，300次即可。食积便秘多跟大肠经积热有关，因此清大肠可以清大肠经之热。

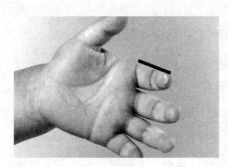

大肠经

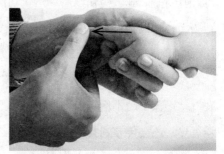

清大肠

清板门

家长要记住这个板门穴，它是一片区域，可不是一个点，就在孩子手掌的大鱼际上。清板门能健脾和胃、消食化滞、运达上下之气，可以消除腹胀、食积。从掌根向手指方向推就是清板门，150次即可。

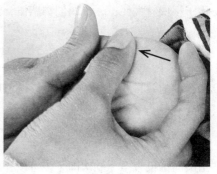

清板门

逆八卦

内八卦穴也是小儿推拿师非常喜欢用的一个穴位，具有宽胸利膈、理气化痰、行滞消食的作用。内八卦穴在手掌面上，以掌心为圆心，以圆心至中指根横纹内 2/3 和外 1/3 交界点为半径，画一圆，八卦穴即在此圆上。逆八卦可治热、降胃气、消食积。用您的左手抓住孩子的小手，右手中指放在八卦穴上，逆时针揉 150 次即可。

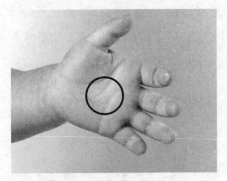

内八卦

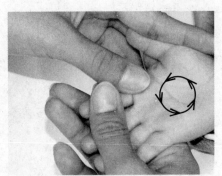

逆八卦

下推七节骨

七节骨穴在从尾骨端到第四腰椎成一直线。第四腰椎也很好找，从孩子的尾巴骨那一点开始，把您的除大拇指以外的四指并拢，往上约四指那里就是了。从上向下推七节骨可以治便秘，因为它直接刺激

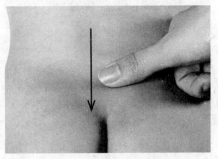

下推七节骨

的是离肛门较近的位置，因此它可以让孩子产生强烈的便意，帮助孩子排便，推 100 次即可。

🌿 孩子吃多拉肚子，这样推拿很快就好了

小孩子要长身体嘛，所以吃得会比较多，吃多了不消化，就容易拉肚子。这在中医上叫食积腹泻，很常见。

小孩子拉肚子很常见，有些是食积引起的，有些可能是受凉等别的原因

引起的，咱们先来鉴别一下。小儿食积腹泻有自己的特点：大便一般呈稀水样，伴有奶块或消化不完全的食物残渣，味道臭秽。有的伴有体温增高、腹胀、食欲下降、睡眠质量差等。对于食积腹泻，宝妈们不用过于担心，小儿推拿对食积腹泻有显著的疗效，一般推1~3天就见效果，推拿手法如下：

清胃经

食积腹泻嘛，病根当然在食积上。因为食积之后，食物在胃中容易化热生湿，继而引起腹泻，所以要先清胃经。孩子的胃经穴是一条直线，在孩子大鱼际的桡侧，从掌根到大拇指根就是了。用您的左手抓着孩子的小手，右手的大拇指指肚放在孩子手掌根上，向大拇指指根方向直推就是清胃经，500次即可。

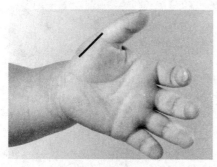

胃经

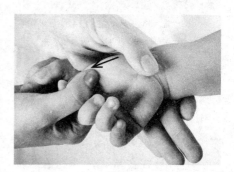

清胃经

清补大肠

大肠经很好找，在食指靠拇指一侧，从指根到指尖的一条直线就是了。孩子食积拉肚子，病根还是因为体内有积热，所以家长刚开始给孩子推的时候，可以顺着大肠经从指根到指尖、再从指尖到指根来回推300次，这样是

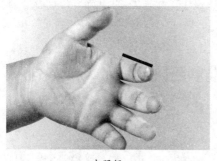

大肠经

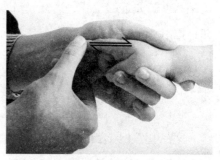

清补大肠

清补大肠。清的目的是为了导积泻热。咱们上面刚清过胃经，得让积热导出去。另外，孩子胃肠里还有未消化的食物，也要排出去，要不然拉肚子好不了。而补的目的是为了收敛止泻。这样的话，有清有补，不会伤到胃肠之气。

一般情况下，一两天以后，孩子拉的大便从水花样就会变成糊状了，这说明病情在变好，这时候单用补大肠就可以了。

揉板门

板门穴家长要记住，它可是小儿推拿师非常喜欢的一个穴位，有些小儿推拿师甚至称它为穴位中的"健胃消食片"。板门穴也很好找，孩子大鱼际上那块肥厚的肉就是了，把您的大拇指指肚放上去，顺时针揉300次，可以健脾和胃、消食化滞。

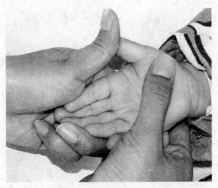

揉板门

补脾经

顺着大拇指桡侧缘的指尖到指根方向推，就是补脾经了，推150次即可。食积的孩子多伴脾虚，所以要给孩子健健脾。

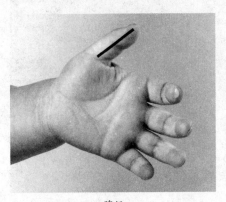

脾经

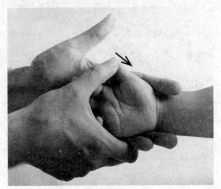

补脾经

推七节骨

七节骨穴呈一直线，从尾巴骨向上到第四腰椎处就是，说第四腰椎大家可能糊涂了，通俗地讲，从尾巴骨顺着腰椎向上约四指那条线就是。家长要记住，从尾巴骨向上推是补，有收敛止泻的作用，叫上推七节骨。反过来有泻热通便的作用，叫下推七节骨。这里您用的时候跟清补大肠经一样。刚开始的时候先来回推，待大便变成糊状的时候单用上推七节骨就可以了，一般推 100 次即可。

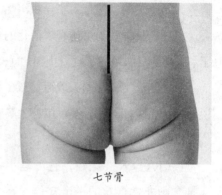

七节骨

摩腹

顺时针摩腹，一般 5 分钟即可。

清天河水

自腕横纹向肘横纹推叫清天河水，清天河水有清热的作用，有些食积腹泻的孩子一边拉着肚子，还一边发着烧，这时候可以加上清天河水 300 次，不发烧就不用加了。

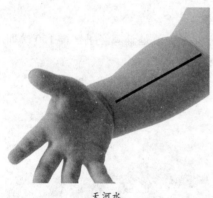

天河水

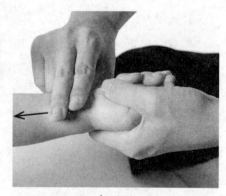

清天河水

宝妈们还应注意，孩子拉肚子好了以后，食欲也会快速变好。但是，因为孩子的脾胃受伤了，需要一段时间恢复，所以，家长给孩子在饮食上一定要注意清淡一些，肉蛋奶要少吃。

🌺 最近受凉拉肚子的孩子那么多，宝妈们把这个管用的小验方收藏起来吧

最近很多宝妈反映孩子受凉拉肚子了，问有没有什么好办法？河南中医

药大学第一附属医院儿科主任医师周正，平时比较注重用一些小验方给孩子治病，他提供了个很不错的小验方，宝妈宝爸们可以收藏一下哈！

小儿受凉的时候，寒邪入侵胃腑和肠腑，胃肠没有足够的阳气来腐熟、吸收人吃进去的食物，那孩子肯定会拉肚子，家长们一看孩子拉出来的都是稀水、奶瓣或者没有完全消化吸收的食物残渣。所以说，咱们当爸妈的一定要注意，晚上睡觉的时候不要把空调的温度调得太低，不要让孩子吃太凉的食物、喝冷饮。

孩子受凉拉肚子了，如果比较轻，家长在家里可以处理一下。有一个治寒泄的小验方，周正老师经常在门诊上给家长们推荐，效果非常好，那就是到药店买点中药炮姜，回来熬成水给孩子喝。炮姜是炮制加工过的生姜，温中散寒，当孩子出现脾胃虚寒、腹痛吐泻的时候儿科大夫经常会用到它。中医古籍《医学入门》中说，炮姜"温脾胃，治里寒水泄，下痢肠澼，久疟霍乱，心腹冷痛胀满"。（提醒家长们一下，炮姜不是生姜，它要经过火烧等多道程序，所以颜色要偏黑一些，家长们到药店买的时候看到炮姜发黑或者发灰不要吃惊哈！）

因为是寒邪嘛，所以最简单的，家长用热水袋或者用热毛巾裹上加热后的大青盐，给孩子热敷一下肚子。一天敷上两三次，每次 10~15 分钟，效果非常好。但如果孩子拉肚子特别频繁，最好上医院去看看。

宝妈请注意：痢疾不是拉肚子，要严重得多

现在正处于夏秋交换的季节，是小儿痢疾的多发期，很多家长认为痢疾就是拉肚子，而导致宝宝病情延误。所以特意写篇相关的普及文章，希望可以帮到各位家长。

痢疾与普通拉肚子的区别

1. 病因不同

痢疾常由痢疾杆菌引起，中医认为是体内湿气或者湿热下注大肠导致的。

拉肚子，中医认为多由脾虚或者是食积所引起。

2. 症状不同

得了痢疾的孩子轻者常以发热、腹痛、便后有下坠感及伴有黏液便或脓血便为主要症状；重症者可突发高烧、昏迷、抽搐、呼吸不畅等中毒性脑病症状，有的甚至会出现面色苍白、发绀、四肢冰冷、脉搏细弱等休克现象。

拉肚子的小孩一般以"次数多、大便不成形"为主要临床表现，不伴有腹痛、便后有下坠感及伴有黏液便或脓血便。

如果宝宝只是拉肚子，不伴有黏液，但是肚子疼得厉害，这时你也不要大意，应及时去儿科咨询，检查一下是不是痢疾。

3. 后果不同

患有重症痢疾的患儿，可出现突发高烧、昏迷、抽搐、呼吸不畅等中毒性脑病症状，如不及时送医院抢救治疗，会有生命危险。

拉肚子的患儿如果症状严重的话会导致宝宝脱水，从而产生生命危险。

4. 性质不同

痢疾可通过"粪－口"途径传播，有一定传染性。

拉肚子没有传播途径，也没有传染源，大多不具有传染性。

痢疾的预防措施

痢疾是小儿常见的肠道传染病，得病的途径是"粪－口"传播，就是吃了被粪便污染的、带有痢疾杆菌的食物或饮料而引起的。

因此，为预防细菌性痢疾的发生必须注意饮食卫生，注意食品必须新鲜，不吃变质、腐烂、过夜的食物，存放在冰箱的熟食和生食不能过久，熟食应再次加热。生吃的食品及水果要清洗干净，最好再用开水洗烫。还要注意培养好宝宝的个人卫生习惯，如饭前便后要洗手，每晚睡之前洗洗屁股，保持肛门周围干净卫生。

秋天来了，要不要给孩子口服秋季腹泻疫苗

秋天来了，最近很多妈妈留言问，要不要给孩子口服一下秋季腹泻疫苗？我给这些宝妈点个赞哈！为什么呢，说明这些宝妈对秋季腹泻有一定的了解。

别看这个问题不大，但是很重要。因为什么呢？秋季腹泻起病急、病情重，有些孩子还会伴有脑炎、心肌损害等。所以，要不要给孩子口服秋季腹泻疫苗（也叫轮状病毒疫苗），不能简单地回答"要"或者"不要"。而要根据每个孩子的情况，具体问题具体分析。咱们来看看河南中医药大学第一附属医院儿科主任医师宋桂华怎么说。

哪个年龄段的孩子容易得秋季腹泻

一般情况下，6个月到3岁的孩子容易得秋季腹泻。这主要有两方面的原因，一方面，这类孩子的消化系统不成熟，脾胃比较虚弱，肠道负担大多比较重，所以容易引起消化功能紊乱，轮状病毒也容易乘虚而入，导致腹泻；另一方面，这个年龄段的孩子，免疫功能也不成熟，身体的调节机能也比较差。

有些宝妈会纳闷，为什么6个月以内的孩子不容易得秋季腹泻呢？这主要是因为，一方面，6个月以内的宝宝，体内还有妈妈的抗体保护；另一方面，母乳喂养的宝宝，由于母乳的营养比较均衡，孩子的营养比较充足，所以患病的概率也比较低。

口服秋季腹泻疫苗有什么好处

孩子口服秋季腹泻疫苗以后，感染秋季腹泻的概率会大大降低。当然，口服了秋季腹泻疫苗，孩子也不是100%不会得秋季腹泻了，仍然有患这种病的可能。但是，口服了秋季腹泻疫苗的孩子，即便得了秋季腹泻，他们的症状也会比较轻。所以，如果有条件的话，还是建议孩子口服一下这种疫苗的。

秋季腹泻疫苗的有效率是多少

虽然现在咱们大家都比较注意家庭及个人卫生了，但是这并不能有效地抵抗轮状病毒引起的腹泻，所以，使用疫苗是个很不错的方法。一方面，轮状病毒疫苗引起的不良反应很小；另一方面，经统计发现，轮状病毒疫苗能够防止98%的孩子患上严重腹泻，74%的孩子则能够因此避免轮状病毒腹泻，也就是秋季腹泻。

世界卫生组织统计发现，全球每年患轮状病毒腹泻的儿童超过1.4亿，可造成60万以上儿童死亡，在5岁以下儿童死亡中占5%。

哪些孩子不能口服秋季腹泻疫苗

一般情况下，过敏体质的孩子，以及患有哮喘、脑瘫、生长发育障碍等病症的孩子，不建议口服秋季腹泻疫苗。

给婴幼儿灌肠用药真的相当于慢性自杀？来看真相

前阵子有篇文章很流行，说给孩子灌肠用药相当于慢性自杀，很多家长也留言问这个问题。事实真的是这样吗？就这个问题我咨询了一下河南中医药大学第一附属医院儿科三区的周正主任医师。

灌肠是中医外治疗法的一种

灌肠是一种中医外治法，西医没有。灌肠疗法的原理是通过直肠给药来达到治疗作用。灌肠用药后，药物直接被直肠吸收，作用比较快，比静脉都快，比口服用药更快。

这种疗法成人几乎不用，因为比较尴尬哈。儿科在给孩子用的时候也非常有针对性，一般是给那些服药困难的孩子，或者一些有特殊疾病的孩子。

能口服的基本都可以灌肠

腹泻、便秘、消化不良、肺炎等，都可以灌肠，一般来讲，能口服的药物都可以灌肠，因为吃下去对胃黏膜没有刺激，就对肠黏膜也没有刺激。

灌肠是没有伤害的，但要严格注意操作流程

周正大夫说，灌肠这种疗法本身对孩子没有什么伤害，也不会引起什么不良反应，但是一定要注意以下几点。

1. 首先是注意温度。人的体温，口腔比腋下高 0.5℃左右，直肠又比口腔高 0.5℃左右。如果腋下是 36.5℃，那直肠一般就是 37.5℃。所以灌肠的时候要注意，用药温度最好用与直肠温度相近。不要冰凉冰凉的就直接给孩子用，会造成刺激，引起不适。

2. 其次是注意用量。要根据孩子的千克体重来进行计算用药量，10 千克一般用 30~50 毫升。

3. 再者就是要注意 pH 值。小孩子不仅皮肤比较娇嫩，肠黏膜也同样比较娇嫩，如果刺激黏膜就容易造成直肠黏膜充血、水肿，这时候就容易出问题。

4.最后要注意手法。给孩子灌肠，由于孩子对这种外治方法会比较恐惧，如果操作手法比较粗鲁，就容易造成出血、疼痛。

不能因噎废食

灌肠用药有它独特的效果，但是任何一种疗法都有自身的局限性，就像做手术一样，无论术前检查多么完备，它自身的风险都不可避免。尽管灌肠法存在自身的问题，但不能因此而废弃一种治疗方法。

✤ 大便通，病不生！请家长牢记小儿通便四大法

肺与大肠相表里，如果孩子经常便秘、大便干，大肠经的热毒就会传导到肺经上，这时候容易为孩子患感冒、肺炎、支气管炎等呼吸系统疾病埋下伏笔。所以，有些家长问孩子便秘的问题的时候，我都建议家长们尽快去看看，防病于未然嘛。

咱们的宝妈带孩子去做小儿推拿的时候，看着小儿推拿师手法花样翻飞，又是手又是肚子又是背，心里会说："哇，好神奇哟！"其实没有什么，给大家透露个秘密，小儿推拿师遇到孩子便秘的时候，一般会选择"通便四大法"！

点按天枢

天枢穴家长们要记住，它很好找，肚脐旁开三指就是了（这里的三指是宝宝自己的三指），左右两边各一个。天枢穴是大肠经的募穴，它的主要作用是调理肠腑、理气行滞、消食，孩子便秘、腹胀、恶心、呕吐、消化不良，揉它非常好。

揉的方法非常简单，让孩子平

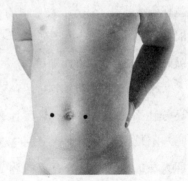

天枢穴

躺在床上，然后把您的食指、中指点在天枢穴上，点按 150~300 次就可以了。这个穴位是有双向调节作用的，如果孩子有腹泻，它还有止泻的作用。

摩腹

又说到摩腹了，摩腹真是个好办法。腹部是五脏六腑的家，肝、胆、脾、

胃、肾、膀胱、大肠、小肠等脏器都住在这里，腹被喻为"五脏六腑之宫城，阴阳气血之发源。"摩腹这个方法药王孙思邈在《备急千金要方》中说："摩腹数百遍，则食易消，大益人，令人能饮食，无百病。"

每天给孩子摩腹150~300次，让孩子胃肠通畅、气血顺畅。方法很简单，把您的除大拇指以外的四个手指并拢，用指腹顺时针揉就可以了。

揉龟尾

龟尾穴最好找了，就在尾巴骨上，这个穴位可以通调督脉之气，还可以调节大肠功能，也是双向调节。揉龟尾的手法非常简单，把您大拇指的指肚放在龟尾穴上，轻轻揉300次就可以了。

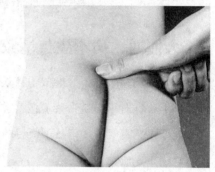

揉龟尾

下推七节骨

七节骨穴是小儿推拿师和孩子都非常喜欢的一个穴位，对于小儿推拿师来讲，它见效好，对于孩子来讲，推起来非常舒服。七节骨穴也很好找，从龟尾穴那个点开始，把您的除大拇指以外的四指并拢，从龟尾穴往上约四指宽那条线就是了。家长注意，向上推是补，向下推是泻。所以当孩子腹泻的时候就向上推，当孩子便秘的时候就向下推，100~300次即可。

很多家长会说，小儿便秘不是还分什么虚秘、寒秘、热秘什么的吗？家长们都看到了，上面这通便四大法的取穴都是具有双向调节功能的，一般情况都适用，所以被小儿推拿师统称"通便四大法"。

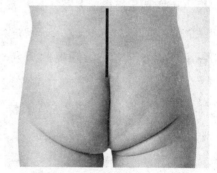

七节骨

❀ 来看看孩子肚子疼的7大常见原因及处理方法

咱们宝妈宝爸经常会遇到孩子说肚子疼的情况。有时候听到会非常紧张，哎呀孩子会不会是急腹症呀，要不要上医院呀？

其实，很多病都会引起小儿腹痛，全国名老中医、河南中医药大学第一附属医院国医堂主任医师郑启仲说，小儿腹痛最常见的有以下 7 种原因，宝妈们看了以后想必就不会紧张啦！

外科急腹症需立即上医院

当孩子出现腹痛时，首先要排除器质性病变，也就是肠套叠、肠梗阻、阑尾炎这类外科急腹症。急腹症来势凶猛，呈持续性疼痛，一阵阵加剧。此时孩子会哭闹不安，痛得大汗淋漓，面色苍白。家长摸孩子肚子时，发现腹部很硬（医学上称为"板状腹"），孩子因疼痛剧烈拒绝按压。

在外科急腹症中，婴幼儿肠套叠发病率较高，除疼痛外，此时右下腹可摸到明显包块，腹壁可见肠型，并伴有果酱样大便。如是小儿肠梗阻，会出现腹胀腹痛，没有大便，不放屁，腹部也会见到肠型，梗阻部位较高时可出现恶心呕吐。

对于腹痛剧烈的孩子，要马上送医院检查，让医生鉴别，排除外科急腹症。在此之前，千万不可自服止痛药，不然容易掩盖病情，耽误治疗。

消化不良饮食调理为主

消化不良引起的腹痛在小儿中最常见，与外科急腹症不同的是，消化不良、肠炎、肠道寄生虫、上呼吸道感染、胃肠生长痛、过敏性紫癜等内科病引起的腹痛，都属于功能性的。这种疼痛常一阵阵发作，没有腹肌紧张，肚子摸着是软的，没有大碍。

消化不良引起的腹痛，大都伴有舌苔厚腻，不想吃饭等症状。疼痛不厉害时，可服些鸡内金、山楂等消食药，症状严重时可用"654-2"等解痉药止痛。对于这种腹痛家长不必紧张，注意调理孩子的饮食即可。每日饮食的量和次数，要有规律，不要暴饮暴食；多吃青菜、水果等。

门诊上还见到有一种小儿腹痛，是喝冷饮引起的。这是因为冷饮导致了肠蠕动功能的紊乱，喝些姜糖水即可缓解，也可用中药调理。

肠炎腹痛关注原发病为主

肠炎腹痛因伴有拉肚子，家长很容易发现。比如，痢疾腹痛时，孩子拉脓血便，里急后重（即想拉肚，但蹲下光感到坠，拉不出来）；细菌性肠炎腹痛多伴有腹泻、呕吐和腹胀发热，并且查大便常规就可以明确诊断。小儿病毒性肠炎中以轮状病毒感染最常见，该病症状主要是稀水样大便、呕吐、发烧，一般不出现腹痛。

对于肠炎腹痛，家长要带孩子到医院检查，针对病因用药。肠炎控制了，腹痛自然也好了。如果腹泻量大次数多，要及时补充液体，或在医生指导下口服补液盐。这个时候光靠喝水，是纠正不了脱水和电解质紊乱的。

感冒伴腹痛不必太在意

当孩子感冒发烧时，有时不仅有嗓子痛、流清涕等症状，也会出现腹痛、呕吐。此时家长总是特别害怕，有时会怀疑医生的诊断。

咽峡炎、扁桃体炎这类上呼吸道感染引起的腹痛，与感染后引起的肠系膜淋巴结炎有关，家长不必惊慌失措。还有一种胃肠型感冒，以腹痛、腹泻、呕吐为主，只要控制了感冒，症状就会消失。这种腹痛症状很轻，用热水袋外敷效果不错。

有肠道寄生虫及时服药打虫

肠道蛔虫病可引起腹部隐痛，疼痛部位不固定，同时孩子伴有消瘦、营养不良和贫血症状。当蛔虫进入胆道时，会出现右上腹肋缘下剧烈绞痛、面色苍白，甚至休克。

怀疑孩子是否有肠道寄生虫，主要是查大便。如大便中查到虫卵时，需及时服药治疗。预防上主要是养成饭前便后洗手的好习惯。如果出现胆道蛔虫症状，需立即上医院治疗。

胃肠生长痛不需过度关注

还有一种腹痛叫胃肠生长痛，也叫肠痉挛。这种病的症状为阵发性腹痛，部位以脐周围为主，疼痛发作时不是很厉害，十几分钟内就会缓解。此时家长摸孩子的肚子应是软软的。

胃肠生长痛多见于 4~12 岁的儿童，一般与生长期的孩子胃肠道血液供应不足，肠道短暂缺血引起的痉挛有关。

对于经常发作、已经确诊的胃肠生长痛，不需过度关注。孩子疼痛发作时，家长可以将双手搓热，揉揉孩子的肚子。一般经过揉压后，疼痛就会减轻缓解。疼痛严重者，可吃颠茄片或理气止痛的中药止痛。生活中注意不要让孩子吃生冷食物，肚子不要受凉。

过敏性紫癜腹痛最容易误诊

过敏性紫癜家长们比较陌生，这种病因肠道出血痉挛，腹痛剧烈，很容易误诊。其实，只要看一看孩子的腿就不会误诊了。得这种病的孩子双下肢，尤其是膝关节以下，会出现大小不一的出血性皮疹，按之不褪色。家长一旦发现孩子是过敏性紫癜，最好及时上医院进行系统治疗。

❦ 孩子脐周疼，4大常见原因要注意

咱们在生活中，经常会见有些孩子对妈妈说肚子疼，问哪儿，孩子会指指肚脐眼周围。孩子说肚子疼，妈妈马上会感觉到心疼。有位妈妈反映，孩子最近两三个月经常说脐周疼，也不知道是怎么回事了，让人担心不已。

河南中医药大学第一附属医院儿科主任医师成淑凤说，小儿脐周疼，门诊上最常见的有4种原因，每种原因引起的疼痛又有自身的特点，家长可以据此进行鉴别。

原因一：肚子里有虫了

小孩子的肠道正好位于下腹部肚脐处，孩子有肠道寄生虫的时候，会出现脐周疼。家长要注意，这种疼痛有个特点，就是孩子饿的时候、发烧的时候容易出现。孩子饿的时候，肠道寄生虫也"饿"了，它们会在肠道中活动，这时候孩子就会感觉肚子疼。另外，有些孩子发烧的时候，体温升高，内环境发生改变这些虫子也会活动，孩子也会出现肚子疼。

当然，妈妈们细心检查还会发现，这类孩子大多还伴随有别的症状，比如脸上有白色的虫斑，眼睛巩膜有蓝斑等。孩子肚子里有虫，妈妈们不用担心，给孩子吃点驱虫药就可以了。

原因二：脾胃不佳，不通则疼

还有一些脾胃不好的孩子也容易出现脐周疼，这多由于气机不畅所致，中医讲"不通则疼"就是这个道理。这类孩子脐周疼大多没有规律，说疼就

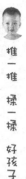
疼了。但是，这类孩子大多也有伴随症状，因为脾胃不好嘛，所以这类孩子大多伴有脸色发黄、吃饭不好、食欲差等。这时候家长最好带孩子上医院去吃点中药调理一下。

原因三：寒邪入侵

现在正值盛夏，天气异常炎热，很多孩子喜欢吃凉东西。也有些家长不注意，晚上睡觉的时候把空调温度开得过低，结果孩子腹部受凉。孩子肚子受凉的时候，胃肠道容易出现痉挛，这时候也会出现脐周疼。

这类孩子如果仔细询问的话，会有明显的受凉史，家长可以给孩子暖暖肚子，必要时到医院看一看。

原因四：腹腔淋巴结肿大

淋巴结肿大的孩子，如果是颈部淋巴结肿大或者是腋下淋巴结肿大，家长可以看出来或者摸出来。但是，腹腔淋巴结肿大是摸不出来的。这类孩子以前大多出现过反复呼吸道感染，通过彩超就可以确诊，家长也不用担心。

❀ 诱发孩子得口腔溃疡的三种"火"

门诊上，三类孩子比较容易得口腔溃疡，河南中医药大学第一附属医院儿科主任医师宋桂华说，主要跟心火上炎、胃火盛或脾肾虚有关。另外需要提醒家长的是，口腔溃疡与上火有很大关系，有的孩子虽然没出现口腔溃疡，但是有对应的上火症状，也可以用下面的小方法进行对症调理。

心火上行

中医说"舌为心之苗"，所以心经有火的时候，就容易向上传导到舌上，这时候孩子就容易出现口腔溃疡。心火上炎，多见于爱发脾气、面红、口渴爱喝水、小便黄、睡觉不安稳等的孩子。

其实非常简单，家长用淡竹叶给孩子泡水喝，或者用莲子心熬水给孩子喝，喝上几次火就消了。这两个方子清心火效果非常好。

胃火盛

胃火盛、胃热大的孩子也容易出现口腔溃疡，这类孩子大多比较能吃，有口臭、食积等，这类孩子也很简单，家长少让孩子吃肉、蛋、奶等高热量的食物，然后用芦根或金银花给孩子熬点水喝，或者用菊花给孩子泡水喝也可以。

虚火上炎

脾肾阳虚的孩子也容易得口疮，这是虚火。这类孩子大多身体比较弱，手脚凉、经常生病、拉肚子等，这类孩子家长要注意，最好带孩子上医院找中医儿科大夫调理一阵子，平时要注意孩子饮食均衡，可以让孩子多吃点山药等。

🐛 不要以为孩子眼屎多就是上火

小儿眼屎多这种情况很常见，家长都爱说我家孩子又上火了，最近眼屎特别多，眼屎多都是因为上火引起的吗？其实不然，宝宝眼屎多，最常见的有以下5种原因：

原因一：眼睫毛的刺激

正常的婴儿2~3个月大时，早上醒来眼睛可能会有一些白色的眼屎，因为这个时期眼睫毛容易向内生长，会刺激眼睛分泌一些东西，一般1岁左右，睫毛自然向外生长，眼屎便逐渐减少。

应对措施：宝妈们平时可用温毛巾轻轻擦拭眼睛，或用棉签蘸2%的硼酸溶液，从内眼角向外眼角轻轻擦拭干净。

原因二：上火

宝宝体内有积热，也就是我们平时所说的上火，一般睡醒后比较多，眼屎多而干，常伴有烦躁、怕热、易出汗、大便干燥，舌质红等表现。

应对措施：宝妈们平时可以多给孩子喂水，或喝一些菊花、金银花一类去火的凉茶，对于6个月以下的宝宝用小儿推拿的方法调理，效果也非常好。必要时在给予一些清热泻火、消食导滞的中药来治疗。

原因三：细菌感染

宝宝出生后，很多家长怕宝宝着凉，家里的室温往往比较高，这就为细菌的繁殖埋下了祸根，加上新生儿会不自觉地揉眼睛，容易出现眼睛分泌物增多、眼睑结膜充血等结膜炎症状。如果婴儿突然有很多眼屎，且为黄色，同时伴有眼睛充血、发红，则可能是由于细菌侵入到泪囊，并且在里面繁殖、化脓，脓性物填满整个泪囊，无法排泄而堆积在眼角，这就有可能并发角膜炎，角膜可由黑变白，形成白斑，若不及时治疗会影响小儿的视力发育。

应对措施：若要小儿安，常需三分饥与寒，希望宝妈们能遵循这个原则，把细菌扼杀在萌芽中，如果真的出现类似细菌感染的症状时要及时去医院就诊。

原因四：角膜溃疡

角膜溃疡也可引起宝宝眼屎多，且其后果最严重，以疼痛、哭闹、畏光流泪、不愿睁眼、眼球发红为主要特点。角膜溃疡多因不慎碰撞或婴儿不自觉地用手揉眼睛时，外物、手指或者指甲损伤角膜对应部位，但是多数家长不能发现病灶，即使发现患儿黑眼珠上出现小白点，也很少意识到此时的严重性。

应对措施：角膜溃疡治疗不当或不及时可影响孩子的视力，甚至因病变控制不良出现角膜穿孔，所以当发现宝宝出现眼屎多伴有眼睛疼痛、哭闹、不愿睁眼时，要及时去医院就诊，一旦诊断为角膜溃疡，应立即用足量的抗生素类药物控制感染，防止溃疡扩大。

原因五：婴儿鼻泪管发育不全

婴儿鼻泪管比较短，开口部的瓣膜发育不全，位于眼睛的内眦，使眼泪无法顺利排出，导致眼屎累积。

应对措施：如果为鼻泪管发育不全所致，母亲在照顾时，可每天用手在宝宝的鼻梁处轻轻按摩，帮助鼻泪管畅通。

🌺 孩子内热大、眼屎多，怎么推拿怎么吃

有很多种原因都可导致宝宝出现眼屎多，但大部分还是孩子体内有热，即平常宝妈们所说的"上火"，这个火一般来自于食积或者心、肝火旺等，孩子常常伴有腹胀、食欲下降、烦躁、舌质红、苔厚等。

推拿手法

对于食积或者心、肝火旺造成的眼屎多，家长们可以用小儿推拿的方法

来治疗，效果真的不错哦！主要原则就是清热泻火、消积导滞。下面是一套推拿治疗的家庭常用手法，一般两三天孩子的眼屎就下去啦！

1. 清胃经

清胃经就是一手以拇指端自小儿大鱼际桡侧缘从掌根向拇指根方向直推500下，食积之后，食物在胃中继而化热，所以要清胃经，清热化湿。

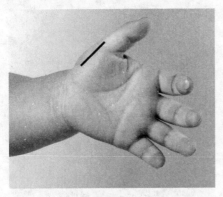
胃经

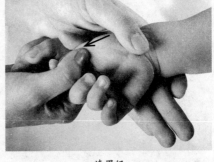
清胃经

2. 清肝经

肝经有热，所以要清肝经，这是主穴哦，肝经位于小孩的食指掌面，从食指指根向指尖方向直推即为清肝经，300次，烦躁严重时推500次。

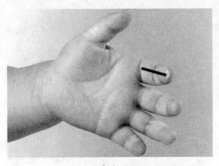
肝经

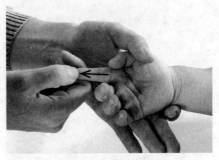
清肝经

3. 揉板门

板门就是大鱼际，这个穴位可以消食导滞、健脾和胃，效果非常好，揉100~200次。宝妈们记住，这个穴位被小儿推拿师形象地称为"健胃消食片"，

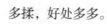

多揉，好处多多。

4.补脾经

孩子有食积，一般是脾胃功能不好，所以要补补脾，健脾和胃。补脾经是将小儿拇指屈曲，以您的拇指端循小儿拇指桡侧缘由指尖向指根方向推300次即可。

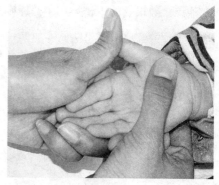

揉板门

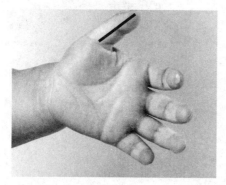

脾经

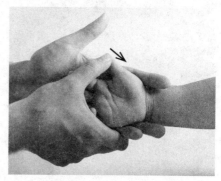

补脾经

5.清天河水

小孩儿心经有热，一般不直接清心，中医认为会耗伤心气，一般以清天河水来代替清心经，天河水在小孩的上肢的内侧，从手腕到肘窝成一条直

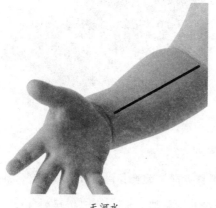

天河水

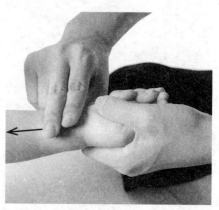

清天河水

线，从手腕向肘窝方向直推为清天河水，300~500次，注意这个穴位是向心方向为清。

6. 退六腑

六腑在小孩的上肢尺侧，即小指一侧，从手腕到内肘尖成一条直线，从内肘尖向手腕方向直推即为退六腑，做300次，胃肠有热时，用此穴效果很好。

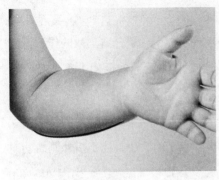
六腑

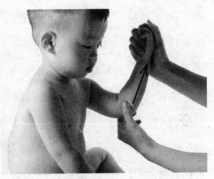
退六腑

食疗方法

内热大、眼屎多，还有几种食疗法效果不错，给孩子推拿的同时配上食疗，会好得比较快哈！

1. 早上用薏米煮水给宝宝喝，具有清肠的功效，当然也可以喝杯温开水，冲冲肠胃。

2. 可以给宝宝吃点红薯粉，用沸水调至黏稠状食用，因为红薯粉可以润肠，这样对肠胃比较好，对便秘非常有效。

3. 对于婴幼儿，宝妈们可以在喂奶粉时，里面加点菊花精，买那种铁罐装的菊花精，是颗粒状的，以两勺奶粉加一勺菊花精，进行冲调，不会影响奶粉的成分，而且能有效地去内火，解决小儿便秘。如果是母乳喂养，那么正处于哺乳期的母亲要注意饮食忌辛辣、肥甘厚味。

4. 可以给宝宝多吃点水果泥，如香蕉、苹果等，即将水果捣烂成糊状后喂养宝宝，水果内富含大量膳食纤维，可促进宝宝胃肠蠕动。

孩子尿黄上火要生病，清清它就可以啦

孩子小便黄，说明孩子有热了，儿科医生有句话，叫"寒好去，热难除"，啥意思呢？孩子有寒了好治，有热了就会比较麻烦。小便黄，说明孩子有内热，尤其是这大夏天，天气本身就比较热，孩子内热大，如果不管，稍一受寒就是感冒，发烧、咳嗽，重的还会变成气管炎、肺炎，又得全家总动员。

孩子大便干，很多家长都知道清大肠。那小便黄呢？告诉大家，清小肠就可以啦。为什么呢？因为小肠在人体生理功能中起着分清别浊的作用。身体里的水液，到小肠这个部位要进行分流，富含营养的返回去重新吸收利用，而没有营养的则被送到膀胱排出体外。

所以，孩子小便黄，清小肠即可。小肠经就在孩子的小指外侧从指根到指尖的位置。操作很简单，家长以左手握住孩子的小手，让小指外侧面朝向自己，然后用右手拇指直推孩子的小肠经，从指根推向指尖，操作200~300次为宜。坚持一两天，孩子的小肠火就能扑灭啦，也可消灭疾病于无形。

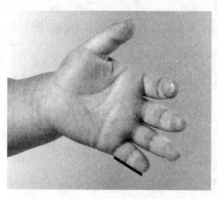

小肠经

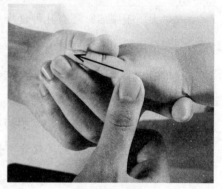

清小肠

孩子晚上睡觉乱翻腾、内热大怎么办

很多孩子晚上睡觉是个老大难的问题，该睡不睡。大人哄小孩子，都快把自己哄睡了，他还是在那里精力十足。好不容易睡着了，又翻来翻去，咱

们当家长的还得起来给小家伙盖被子。更有甚者，你睡得正香，忽然闻到一股臭味，原来，孩子睡觉的时候乱动，把脚伸到你的脸上了。咱们当家长的，晚上给孩子盖被子、闻脚臭味，都没有怨言，孩子要是因此受凉生病，那就麻烦了。

其实，这跟孩子心火大有很大关系。中医讲，白天为阳，夜间属阴。阳主兴奋，阴主安静。阳在外，阴在内。晚上阳气渐归于里，与阴相合，因此人的兴奋性降低，进入休息、睡眠。如果阳不入阴，就会使人处于兴奋状态，不易入睡。

所以，把孩子的心火给消一消，晚上自然就睡得好了。方法很简单，给孩子做做小儿推拿，小孩子，脏腑轻灵，随拨随应，有的按摩，当天晚上就会见到效果。

清天河水 300 次

天河水是一条线，位于前臂内侧正中间从手腕的横纹到手肘的横纹，正好是心包经上的位置，所以清天河水，可以泻心火。

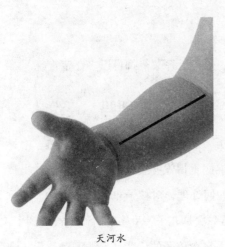

天河水

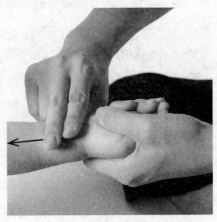

清天河水

清小肠经 300 次

小肠经穴也很好找，小指外侧从指根到指尖就是，离心为清，从指根推到指尖就是清小肠了。中医说，心与小肠相表里，所以清小肠既可以清心火，还可以帮助孩子消化、消食积，一举两得。

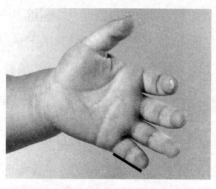

小肠经

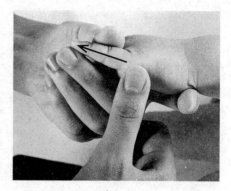

清小肠

揉内劳宫 300 下

内劳宫穴就在小儿手掌的掌心，用你的大拇指的螺纹面着力，紧贴在宝宝内劳宫穴，做反复、有节奏的轻柔缓和的回旋揉动。

小孩子心火大，不算病，食疗调理也非常好，清心火最好的是冰糖莲子汤、百合银耳汤，百度一下，

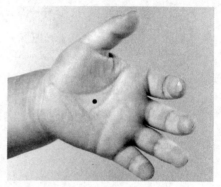

内劳宫

做给孩子吃就很好。蔬菜类的如生菜、豆苗、芹菜等都可以多让宝宝吃。

孩子热着了、中暑了，宝妈你会处理吗

这两天气温又要冲到三十六七度了，宝妈们一定要警惕孩子受热、中暑的问题。孩子需要急救的问题，很多宝妈觉得没必要知道。其实不然，当孩子出现紧急情况的时候，宝妈们知道如何处理，对孩子非常有好处。

举两个我的儿子呛咳的例子吧。第一次是儿子一岁多的时候吃饭呛到了，我妈把他抱在怀里让他坐直，用她的手掌在孩子的后背从上往下擦，我从卧室进来，看到孩子都有点憋闷了，当时孩子小嘛，我赶紧把儿子趴放在我的左手上，然后我用右手拍儿子的后背，他把食物吐出来，很快就好了。

还有一次，我儿子在吃中药。因为中药非常苦嘛，孩子吃了两口的时候就要往外吐，呕吐的声音已经有了，但是药还没吐出来。我妈看到后突然笑

了，我连忙制止她，因为什么呢。孩子的药物这时候在嗓子眼里，你一笑，孩子有可能就会被呛到。但是我制止得还是晚了一点，儿子还是呛到了，现在孩子大了，我让他趴在我的两腿上，又给他拍了一会儿背。

在这里我并不是说妈妈照顾孩子不用心，相反，她照顾得非常好。只不过，如果能多一些育儿知识，孩子就会少受很多罪，这也是咱们"健康去哪了"群里一直跟各位宝妈强调的。

好了，有点啰嗦了。咱们接着说孩子热着、中暑的问题，看看大家非常喜欢的赵坤老师怎么回答。

很多家长觉得孩子中暑的发生率比较低，其实不然。现在的孩子夏天在空调室里待的时间比较久，突然出门，对户外的高温不适应，或者孩子在外面玩得比较疯，忘了时间，都容易中暑。

小孩子中暑，程度会不一样。有的孩子中暑的时候，症状比较轻，孩子会说身上没劲，不想动。这种症状比较轻的，孩子问题也不大，宝妈不用担心，可以尽快把孩子移到通风、阴凉、干燥的地方，比如树荫下、空调屋里等。同时呢，让孩子仰卧休息，解开孩子的衣扣，如果孩子的衣服已经出汗湿透了，可以给他换个干的、宽松的衣服。要注意，宝妈不要为了快速散热，用空调或风扇冲着孩子直吹。如果孩子出汗比较多，可以每隔15分钟左右给孩子补充一些水分，温开水、淡盐水、绿豆水等都可以。

有些孩子中暑的症状比较重，比如说，孩子出现发烧，这时候家长要注意给孩子退烧，比如用凉凉的湿毛巾敷孩子的头部，如果烧得特别高可以用冰块冰冰头。如果有的孩子出现意识不清，这时候家长在用上面的方法帮助孩子退烧的同时，还要注意尽快将孩子送到医院急救。

❀ 孩子手脚心热要生病，妈妈请这样推拿

孩子手脚心热，说明孩子的内热已经延伸到四肢体表了，如果不及时清一清，稍一降温孩子就容易感冒、发烧、咳嗽。即便不遇寒，也容易出现便秘、口腔溃疡等问题，因此，及时清一清，可以将疾病消于无形之中，这才是一个好妈妈应该做的！

如果小孩手脚心热，家长要注意观察宝宝除了手心热以外，还有没有食欲不振、大便干结、舌苔红、口气异常、腹部发热、腹胀等表现。如果有，那么就代表有食积，也就是老百姓常说的"食火"。

由于儿童脾胃先天不足，加之生长发育需要大量营养物质，有些家长为了给孩子补充营养，总是给孩子吃一些高脂肪、高蛋白、高糖等不易消化的食物，从而进一步加重了脾胃负担，造成饮食停滞，积久化热，而出现手足心热的现象，这种情况一般测体温是正常的。

所以，这时候要给孩子清一清热。下面这套手法给很多孩子用过，是一套行之有效的方法，宝妈们不妨一试！

清胃经

一手以拇指端自小儿大鱼际桡侧缘从掌根向拇指根方向直推 500 下即是清胃经，食积之后，食物在胃中继而化热，所以要清胃经，清热化湿。

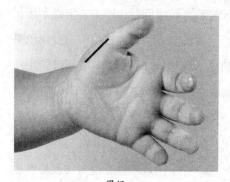
胃经

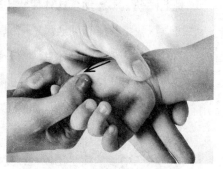
清胃经

揉板门

揉板门是以拇指端按揉小儿大鱼际平面 200~300 次，能健脾和胃，消食化滞。

清大肠

清大肠是由小儿虎口推向食指尖方向 200~300 次，或者 3~5 分钟，能导滞泄热通便。

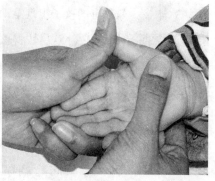
揉板门

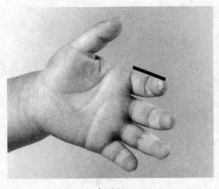

大肠经

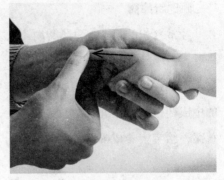

清大肠

清补脾经

食积常常伴有脾胃虚弱，所以要清补脾经，健脾和胃。将小儿拇指屈曲，以您的拇指端循小儿拇指桡侧缘由指尖向指根方向来回推 500 次。

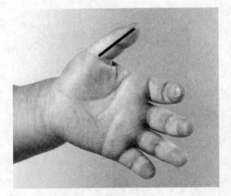

脾经

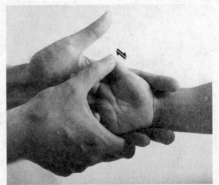

清补脾经

按揉阳陵泉

阳陵泉穴位于人体的膝盖斜下方，小腿外侧之腓骨小头稍前凹陷中，阳陵泉是胆腑的下合穴，就是刺激这个穴位可以直接作用于胆，胆是分泌胆汁的脏腑，按摩此穴位可刺激胆汁分泌，促进食物的消化，按揉 300~500 次即可。

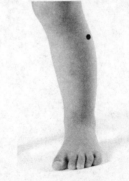

阳陵泉

顺时针摩腹

经常食积的孩子，胃肠蠕动比较差，顺时针揉肚子可以促进胃肠蠕动，一般 5~10 分钟。

家长也可以在医生的指导下给宝宝吃一些婴儿健脾丸或者肥儿丸之类的中成药，配合小儿推拿效果会更好，平时饮食注意清淡，多吃时令水果蔬菜，给宝宝养成喝白开水的习惯，少吃高蛋白、高热量等不容易消化的食物。

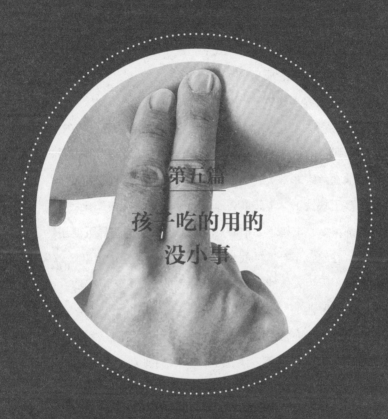

第五篇

孩子吃的用的

没小事

给孩子补铁、锌，再补点它，效果"加倍"

小孩子长得非常快，所以也非常容易缺乏微量元素。很多宝妈不知道怎么给孩子补微量元素，小儿最常见的微量元素缺乏就是缺铁或者缺锌。

河南中医药大学第一附属医院儿科主任医师郑宏博士说，很多家长反映，好像补了一段时间没有什么效果。这中间当然有窍门啦！

补铁别忘了补维生素 C

小孩子特别容易缺铁，为什么呢？因为铁是形成血红蛋白必需的原料，婴幼儿长得特别快，血容量增加当然也特别快。如果孩子体内铁的储备不足，或者宝妈给孩子的饮食不均衡、摄入不足，这时候就当然容易缺铁啦！

宝宝缺铁危害非常大，会影响到生长发育、运动、免疫等各项功能。所以，如果孩子缺铁了，宝妈就要赶紧行动起来，给孩子补一补。市场上各种各样的铁剂很多，宝妈不要怕麻烦，最好在医生的指导下使用。

当然，在给孩子补铁的时候，如果能同时补充维生素 C 效果就会更好！原因很简单，因为人体的肠道对于还原态的铁比较容易吸收，而维生素 C 具有非常强的还原性。

富含维生素 C 的食物非常非常多，蔬菜有南瓜、青椒、胡萝卜、白菜、油菜、香菜、菠菜、芹菜、苋菜等。宝妈们要是记不清，那就记住一句话：很多绿叶蔬菜都富含维生素 C。富含维生素 C 的水果也有很多，橙子、苹果、橘子、猕猴桃、柚子、柠檬等。

补锌别忘了补赖氨酸

相信很多宝妈都忘不了那句广告语：孩子不吃饭，补锌是关键。孩子缺锌的时候，味觉会减退，当然会吃啥都不香、食欲减退啦！当然，缺锌还会导致孩子生长速度减慢、身材矮小、消瘦等。孩子的免疫功能还会降低，容易患呼吸道感染与腹泻。

郑宏大夫在长时间的临床坐诊中发现，给孩子补锌的时候，同时补充赖氨酸，效果特别好。宝妈们对赖氨酸可能了解得不多，赖氨酸是人体需要的一种氨基酸，一种不可缺少的营养物质。它本身有提高智力、促进生长、增强体质、增进食欲、改善营养不良状况、提高记忆力等作用。说得直白一点，赖氨酸可以促进长个儿、让孩子吃饭香，如果再同时补锌，既能帮助增进食欲又可以帮助长个儿，效果当然加倍啦！

❧ 每种维生素都有一个"外号"，宝妈一看忘不了

维生素，就是维持生命的元素，是人体必需的微量营养成分，所以它非常重要。但是人体没法自己生产，需要通过饮食等手段获得。

咱们在日常生活中，由于家庭饮食习惯、孩子偏食挑食等原因，很容易出现维生素缺乏。维生素种类很多，宝妈们特别容易记混，实际上，河南中医药大学第一附属医院儿科主任医师周正说，每一种维生素都有一个"外号"，宝妈们一看每种维生素对应的外号，肯定就忘不了了！

维生素 A——眼睛的守护神

宝妈们记住，维生素 A 又叫视黄醇，所以它对幼儿的眼睛发育有很大帮助。当然，后来研究发现它对牙齿、骨骼、头发的生长也有帮助。如果孩子体内缺乏维生素 A，就会出现儿童发育不良、皮肤干燥、视力差、夜盲症等。

如果孩子有上面的问题，可以多给孩子吃富含维生素 A 的食物，如猪肝、鸡肝、羊肝、牛奶、蛋黄、胡萝卜、菠菜、韭菜、荠菜、莴苣叶、金针菜等。

维生素 B_2——成长的小助手

维生素 B_2 对孩子来讲太重要了，这一段话宝妈要多看看。维生素 B_2 的两大功能，一是促进发育和细胞的再生，二是促使皮肤、指甲、毛发的正常生长。所以，维生素 B_2 又叫成长的维生素，对孩子的神经机能有很大作用，缺乏它的话会导致幼儿发育不良。

富含维生素 B_2 的食物也很多，豆腐、酸制酵母、羊肝、黄豆芽、大枣、西红柿、玉米、茄子、黄瓜、大白菜、海带、紫菜、全麦粉、牛肝、牛奶、蘑菇（香菇、冬菇）、虾、黄豆、牛肉、扁豆、猪肝、猪肾、螃蟹、干酪、豇豆、豌豆、鸡蛋、黄鱼、小米、带鱼、猪瘦肉、甲鱼、马铃薯、橘子、精

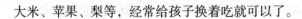

大米、苹果、梨等，经常给孩子换着吃就可以了。

维生素C——健康的卫士

在所有的维生素里，宝妈们应该对维生素C最为熟悉了。维生素C能预防感冒，能促进骨胶原的形成、增加毛细血管的韧性、防止出血、促进伤口愈合，对牙齿和骨骼的生长起健全作用，还可参与机体的新陈代谢、保护酶系统、提高机体免疫力，它还具有广泛的解毒能力等。

如果你们宝宝抵抗力下降，常常患感冒、肺炎等呼吸道疾病，可以多给孩子补充点维生素C。含维生素C最丰富的食物：青椒、柑橘、猕猴桃、西红柿、西兰花、土豆、红薯、哈密瓜、芹菜、萝卜叶、草莓、菠萝、南瓜、柠檬、木瓜、西瓜、芒果、花菜、卷心菜、芦笋、萝卜、大豆等。

维生素D——长高的帮助者

维生素D的作用就是帮助钙的吸收，所以，要想孩子长得高高的，补充维生素D必不可少！补充维生素D的方法有3种，一是多晒太阳；二是补充鱼肝油；三是多吃含维生素D丰富的食物，像蛋黄、奶类、动物肝脏、小虾、虾皮、芝麻酱、豆制品、绿叶蔬菜等。

❧ 孩子脚臭是脚气？这才是真正原因

我儿子半岁的时候，不知道为什么脚特别臭，虽然跟我比还差那么一点点。媳妇说我，看看你，不知道注意卫生，把孩子都传染上脚气了。我当时听了无法反驳，觉得这确实是我的错。但是后来不知道怎么回事，孩子脚又不那么臭了。

前阵子我在翻看育儿书的时候，发现书中提到，如果孩子得了脚气病，提示孩子可能缺乏维生素 B_1。当时赶紧给我们医院治未病中心小儿生长发育专家琚玮老师打了个电话核实，没想到还真是这样。

脚气和脚气病，是完全不同的两个概念！医学上的脚气病其实叫维生素 B_1 缺乏病。维生素 B_1 缺乏的时候，会影响到人的神经系统、消化系统、水肿及浆液渗出，所以孩子会出现脚臭，有些孩子的脚还会出现浮肿、甚至用手压的时候会出现一个凹陷，压力解除后凹陷不能很快恢复。

这主要跟小孩子生长发育迅速、对维生素 B_1 的需求量相对较多有关。另外，由于维生素 B_1 一般在人体内存储的不多，所以也容易导致缺乏。再者，腹泻、呕吐等会导致它吸收减少，而发烧、感染则容易导致它的消耗增多。

所以，如果孩子的脚比较臭，别再以为是普通的脚气了，可能是体内轻度缺乏维生素 B_1 了。

如果是这样的话，建议家长：

1. 在医生的指导下给孩子补充维生素。

2. 维生素 B_1 主要存在于谷类、豆类、坚果、肝、肉、鱼等食物中，家长可以适当给孩子多吃一些相关的食物。而谷类中维生素 B_1 多存在于外胚层（糠、麸）中，所以家长给孩子吃的面食什么的，不要太过精细。

如果上面这段话大家看着绕口的话，通俗地说，就是每天保证孩子吃点粗粮、瘦肉、豆类的食物就可以啦！

❀ 宝妈这时候给孩子吃益生菌，该省多少事儿啊

营养从口入，病也从口入。营养品吃对了对孩子身体有大好处，吃错了花钱浪费不说，还有可能影响到孩子的身体。河南中医药大学第一附属医院儿科郑宏博士说，出现以下 3 种情况的时候，吃益生菌效果比较好。

孩子腹泻或者便秘的时候

孩子为什么便秘或者腹泻？当然跟肠道菌群失调有关，这时候给孩子补充益生菌，对平衡肠道菌群非常有帮助，这时候吃效果当然比较好。

但是，这里说的腹泻或者便秘是经常性的，不是偶尔的。比如说，孩子这两天受凉了，拉肚子了，跟肠道菌群失调关系不大，所以也没必要吃。

孩子用了抗生素的时候

宝妈们都知道，抗生素是把双刃剑，它一出鞘，无论对身体有害的还是有益的细菌，都会被杀死（一部分）。而且，抗生素对胃肠道有刺激，所以，如果孩子用完抗生素以后出现便秘或者腹泻的时候，可以给孩子用益生菌。

当然，要注意一点，益生菌和抗生素不要同服，补充益生菌跟服用抗生素的时间最好间隔 3 个小时。

孩子肠绞痛的时候

肠绞痛在婴儿当中的发病率相当高，孩子肚子疼的时候哭闹难受，宝爸宝妈们也会跟着心疼，这时候可在医生的指导下吃点益生菌，对肠绞痛有一定的缓解作用。

孩子要不要补充复合维生素

维生素是孩子身体生长、代谢的重要微量有机物，缺乏维生素的时候会影响到长高、智力发育等很多问题，还会诱发一些疾病，即维生素缺乏症。河南中医药大学第一附属医院治未病中心琚玮主任医师说，给孩子补充维生素，建议采用以下技巧。

多大开始补

关于复合维生素，2岁以上的孩子可以补。这主要是因为，2岁以内的孩子，饮食一般母乳、配方奶粉为主，同时添加有辅食。由于母乳和配方奶粉中的营养物质相对来讲比较全面、充分，因此大多不会缺乏。

为什么会缺维生素

但是，2岁以后的孩子，由于饮食上已经能进食各种食物，所以奶粉反而退居次要位置了。有些家长甚至不怎么给孩子吃奶粉了。但是实际上，2岁以后的孩子身体仍然处在一个快速的生长发育阶段。

另外，饮食也是导致维生素缺乏的一个重要原因。一方面由于饮食习惯的问题，营养容易不全面，比如说，有些家庭特别喜欢吃肉，有些家庭饮食偏清淡等。另一方面有些孩子容易挑食，也容易造成营养不全面。

怎么补

所以，2岁以后的孩子，家长可以给孩子补充复合维生素。补充的话也有个技巧，您给孩子补的时候，不要一年到头都吃。可以隔两三个月给孩子补一个月，规范间断补充。这样的话既保证了身体的需求，也不会导致维生素补充过量。

聪明妈妈4大绝招：让孩子乖乖吃青菜

肉中的营养成分比较单一，维生素、微量元素、纤维素等都在蔬菜中，孩子多吃青菜对身体是非常有益的。最近有很多宝妈问到孩子不吃青菜的问题，有的宝妈说："我的孩子就是不吃青菜！"好像问题都在孩子身上似的。我儿子以前也不爱吃青菜，包括到现在也不爱吃青菜。

青菜没肉香，没肉有嚼头，有肉在，孩子喜欢吃青菜才怪。但是，小孩子毕竟是小孩子，咱们只要稍用点方法，不爱吃也会乖乖吃青菜！

绝招一：吃饭专门给孩子备一个"菜碗"

我儿子也不爱吃青菜，有一次食积生病了，大夫当时告诉儿子，要多吃青菜。儿子很听话，乖乖吃了几天，后来就又不吃了。

后来有天晚上，我们全家坐在一起吃饭，做的是土豆炖牛肉。这孩子又是光吃肉不吃青菜，怎么说都不吃。我突然灵机一动，跑到厨房里给他拿了一个小碗。然后说："这是你专门的菜碗，你要想吃肉，必须得吃青菜！"

然后我指着盘子里的青菜问："你自己说，吃几块土豆？"儿子想了想，说"三块"。我说："不行，六块！"就这样，经过讨价还价，最后定成了五块。当天晚上，儿子吃了五块土豆两块肉。五块土豆，在他自己的小碗里已经装了大半碗了。

从那以后，每次吃饭都这样，给孩子准备一个专门的菜碗，一讨价还价，孩子自己乖乖就吃了，这是他自己答应下来的，他当然会吃。

这里有个技巧跟宝妈说一下，小孩子头脑其实很简单，你不要给孩子拿个碗然后把菜盛好端给他，说"吃青菜"。一定要问他："你吃几块土豆？"一般孩子会说一个数字，你们再讨价还价一下，经过他同意了，他自然就吃了。

绝招二：把青菜做成汤粥

汤粥是主食嘛，没有汤粥是吃不下饭的。把青菜切碎，给孩子做成各式各样的汤粥，里面加点火腿、肉丁，或者直接用肉汤炖。只要有肉味，孩子就会乖乖把汤喝掉。这样的汤粥非常多，蛋花火腿蔬菜粥、皮蛋瘦肉蔬菜粥、鲜香虾仁蔬菜粥、大排骨蔬菜大米粥等，非常非常多，有肉香味，孩子保证喝得底朝天！

绝招三：荤素合一

中国是美食大国，只有想不到的，没有做不到的，菜也是这样。孩子不喜欢吃青菜，有很多原因，比如难嚼、有些青菜有特殊的味道等。把荤素合一，孩子就乖乖吃了。比如，芹菜大肉饺子、红萝卜肉丸子、青菜蛋饼等。不知不觉，青菜就吃到肚子里了！

绝招四：断肉

断肉跟断奶一样，就看宝妈能不能狠下心来了。饭嘛，大人做什么孩子跟着吃什么。这几天家里做菜的时候不要放肉，做成什么孩子就跟着吃什么了。

这些水果小验方比药还管用，大人小孩都用得着

中医讲究药食同源，很多食物本身就是药物，这之间没有绝对的分界线，食材其实就是药劲儿小一些的药。所以，生活中有很多水果小验方，在调理一些常见病方面非常管用。尤其是给孩子用，因为小孩子"脏腑轻灵，随拨随应"。

秋天是丰收的季节，很多水果都上市啦，大家可以用这些水果对症调一调身体。

知不知道苹果为啥叫"平安之果"

人的后天之本是啥？当然是脾胃。再瞧瞧人家苹果这作用，生食促进消化，熟食可以治疗胃肠功能紊乱，可都是对脾胃帮助很大啊，只要脾胃好，身体不就健康平安么？

苹果泥：一般喝奶粉的孩子，都容易大便干燥，拉不下来，大便的时候大人都跟着使把劲儿，这时候你弄个面苹果刮成泥，和奶粉混在一起喝，第二天你再看看咱这大便，可就轻松多了，形状都会改变了。这是为啥？因为苹果含有大量的粗膳食纤维，能够促进肠蠕动、促进消化。

苹果粥：用苹果煮粥，可以治疗胃肠功能紊乱。再配合山药和小米共煮，可称得上是健脾第一良方，孩子脾胃虚弱，坚持喝一段，对胃肠功能有很大的提高。

另外苹果还能增进记忆、补脑养血、宁神安眠、抗抑郁和压抑感。

压力大、睡不着觉，蒸点龙眼吃吧

现在生活节奏快、生活压力大，很多人爱失眠，如果这样就快试试

咱这个失眠克星吧，用龙眼隔水蒸熟，每次当点心吃几个，就有很好的效果，这是因为龙眼有补血安神的功效，从古到今都是治疗失眠的首选食品。

另外，现在铺天盖地的都是电子商品，你抱着手机、我拿着iPad，视疲劳的孩子越来越多，这时候可以在家里做一些龙眼枸杞红枣粥，用龙眼7粒、枸杞子10克、红枣3个共煮，治疗视疲劳、近视眼，还能健脾养胃。

禁忌人群：阴虚内热者慎食。普通人最好一日不超过七个，否则容易上火。

无花果是肠道的"清道夫"

现在大人小孩大都有两个生活问题，吃得过好、活动过少，这种生活方式容易造成便秘。无花果可以来帮你，它促进食欲、润肠通便还真有两把刷子。超市的无花果干，或者无花果蜜饯也可以，每日吃七个，当成小零食，大便干什么的就可以调一调啦。

无花果糖水：无花果3个，捣碎，加红糖共煮水。无花果不仅能润肠通便，还能够治疗痢疾，这是因为无花果有开胃、止泻痢、健胃清肠、消肿解毒的功能。

山楂可是"消食之王"哦

现在大家生活条件好了，顿顿不离肉，有人天生消化好，一餐没肉就感觉饭没滋味，吃得是不亦乐乎。吃的时候是怪高兴，可是吃过后，腹胀难受。这时候赶紧请咱的消食之王山楂来帮你。取山楂三个生食，可以促进消化，预防食积。也可以饭后做个山楂水：山楂3个，煮水喝喝，帮咱消化消化。山楂水，给食积的孩子喝，最好不过了。而且它的维生素C的含量在水果中是佼佼者，所以可以提高免疫力、防衰老、降血脂、预防动脉粥样硬化。

禁忌人群：孕妇、胃酸分泌过多者慎用，而且最好空腹不吃，否则容易导致反酸。

枣能帮助你消胃寒、驱感冒、治贫血

大家大都听说过，"一天仨枣，长生不老"，知道吃红枣能够长寿，可叫

咱说说因为啥，还真说不出个所以然来。

这是因为它含有丰富的维生素 C，在水果中占第一名，还能够健脾和胃止泻、养心安神，你想想脾胃功能好了，身体素质好了，能不长寿么？生吃就行，煮熟也可以，日常煮粥、做汤可任意搭配，在色香味和营养上对咱做的饭都是一个提高。

但下面两种特别的做法，好多人不知道。

大枣生姜水：大枣三个，生姜三片，加红糖共煮。治疗风寒感冒、受凉胃疼。

大枣黑木耳红糖水：大枣七个，黑木耳三朵，加红糖共煮，治疗贫血效果好。

禁忌人群：东西再好，食用时候也都有个量，大个儿的枣一天不要超过三个，否则容易生热便秘。

家里有孩子的，不会用梨真是一大遗憾啊

这个梨啊，最省事就是拿上一个直接啃，也是有效果的，但如果加点小帮手，效果会更好的。下面教大家几个效果好又特别的方子。

梨汁：把梨打成汁饮用，治干咳、口渴、便秘。

梨白萝卜粥：梨三块、白萝卜三块与大米共煮粥，可以辅助治疗食积咳嗽。

蒸梨：大梨一个，去心，放入冰糖三块，隔水蒸食，治疗干咳无痰。由于梨含有 90% 的水分，丰富的膳食纤维，还可以通便、减肥呢。

❀ 天天给孩子喝牛奶，不知道这 4 点不是好妈妈

牛奶对孩子的好处无疑是巨大的，经常喝牛奶的孩子个子高、营养足。因为乳类产品含丰富的优质蛋白质，能促进生长发育。蛋白质能构成身体组织、器官，没有蛋白质就没有生命，缺乏蛋白质会影响多种细胞的功能。而且牛奶又含有乳糖，脂肪又非常好消化，维生素、矿物质含量也非常丰富。

第一点：一定要注意钙磷比

奶类的钙磷比和人体需要量不十分吻合，喝奶多会造成钙磷比失调。钙

或磷的含量过多或过少，都可能相互影响其吸收率，最终影响骨骼生长发育，造成钙流失。一岁以上的孩子，奶的摄入量每天应保证在350毫升。而且奶都过甜，过甜伤脾，如果不控制量，孩子过多喝奶，食欲就会下降，不肯吃饭了。

第二点：另类摄入法应对乳糖不耐受

很多妈妈有疑问，我家孩子一喝奶就拉肚子，这在医学上叫乳糖不耐受，意思就是身体内缺乏消化乳糖的酶。缺乏消化它的酶，就不能消化，造成腹泻，甚至呕吐。这时候可以选择酸奶，酸奶是在鲜奶中接种乳酸菌并使其在适当条件下繁殖而制成的，因此更容易消化。

另外，也可以直接用奶类代替水，给孩子做成馒头、面包等。比如用小麦面适量、一小块熟的南瓜、加入半袋纯牛奶，加入一些发酵粉，和成团，一个小时后，面就发酵好了，可以做成花式小饼、小馒头、面包等，味道非常鲜美，而且营养特别丰富。也可以做成水果沙拉，把三五种水果切成小块，倒入纯奶，给孩子吃。

第三点：天这么热，不要让孩子喝凉牛奶

现在是大夏天，牛奶大多在冰箱里保存着，家长要注意，不要让孩子直接从冰箱里拿牛奶喝，这样很容易拉肚子。

第四点：吃完药后不要很快喝牛奶

孩子吃药是个老大难的问题，所以很多妈妈哄孩子吃药的时候，喜欢用牛奶给孩子喂药，或者以吃完药后奖励孩子牛奶喝为条件。家长要注意，牛奶中营养元素比较丰富，容易与一些药物产生化学反应，比如钙、镁等容易与药物形成非水溶性物质，从而影响到药物的作用，甚至产生不良反应。所以，服药前后1小时最好不要给孩子喝牛奶。

🌸 为宝妈解惑：给孩子做雾化到底会不会形成依赖

说到雾化，一些家长马上会摇头拒绝；还有一些家长虽然愿意给孩子做雾化，心里也是七上八下的，给孩子做雾化到底有没有伤害啊？会不会形成依赖？咱们一起来看看河南中医药大学第一附属医院儿科主任医师周正的解

答哈！

什么是雾化

咱们先来说说什么是雾化。雾化是一种治疗方法，它是把药物喷成超微粒结构，通过呼吸带到气管、肺的表面黏膜，它不经过胃肠、血液循环，而是直接作用在靶器官上。一般情况下，雾化用药量是口服的 1/50，但是效果是相同的。因此它具有用药少、效果好、不良反应小的特点，尤其在治疗咽喉炎、支气管炎、喘息性支气管炎、过敏、痰多等病症。

雾化都是激素吗

很多家长拒绝雾化的一个重要原因就是激素，其实中药西药都可以，不一定非得是激素。

雾化时孩子哭很痛苦吧

错！雾化是药物通过呼吸作用到肺、气管，所以孩子哭的时候，肺活量增大，反而更有利于药物的吸收。所以，雾化的时候孩子哭两声，反而不是坏事，宝妈们就放心吧！

哪种雾化效果好

现在更提倡压缩雾化，而不是超声雾化。超声雾化是那种冒烟的雾化，这种雾化药物的分子量比较大，不利于吸收。另外，药物也喷不开，效果相对不佳。而压缩雾化则相对分子量要小一些，效果也好。

雾化会不会形成依赖

如果口服都不形成依赖，雾化怎么会形成依赖呢？

❖ 这种宝妈想不到的蔬菜，孩子秋天吃特别好

很多宝妈问，秋天这么燥，让孩子吃点啥好？真有这么一种食物，健脾开胃、通便止泻、益血生肌、止咳化痰，而且还含有丰富的钙、锌等元素，可以提高身体的免疫力。咱们平常家庭吃得并不多，但是可以经常给孩子吃，那就是秋藕。

生血补钙，强壮四肢

中医讲究取象比类，宝妈们看看，那一节节白嫩的莲藕是不是很像孩子

的小胳膊小腿？所以它有生肌壮四肢的作用。

取猪排骨 500 克，藕 600 克，生姜 6 克，给孩子做一道"排骨藕汤"。做法很简单，排骨剁成块后放锅内，煮沸 5 分钟后将汤弃去，加入用刀拍破的藕段与姜块，放高压锅内添水同煮 15 分钟。食用时加适量盐与味精。此汤味道鲜美适，营养丰富，用于老人、儿童神疲乏力、营养不良、佝偻缺钙等症，亦是秋冬季进补佳品。

滋阴润肺、止咳化痰

藕养阴清热，对肺胃阴虚、津液不足引起的干咳、嗓子哑，有比较好的治疗作用。用藕 1 节、梨半个、甘蔗 1 节、山药 10 克煮汁，加蜂蜜调服，藕养阴清热润肺；梨润肺止咳；甘蔗清热解渴，润燥；山药补脾健胃，又是平补，它们配合在一起，对脾虚有痰、肺燥干咳、阴虚盗汗都有比较好的疗效。

健脾开胃、增进食欲

莲藕散发出一种独特清香，还含有鞣质，有一定健脾止泻的作用，能增进食欲、促进消化、开胃健中，对食欲不佳、吃饭少的孩子非常有帮助。用藕、山药、大米、薏米、莲子肉共煮粥，藕可以补益脾胃；山药能健脾益胃助消化；大米能补中益气、健脾养胃；薏米能祛湿健脾；莲子肉能补脾、益肺，经常煮粥给孩子喝，能让孩子脾胃棒棒的。

预防缺铁性贫血

藕含有丰富的维生素 C，能促进体内铁的吸收，对预防贫血有很好的作用。用藕、红枣、枸杞子、莲子肉共煮粥。藕能凉血止血；红枣能补脾、养血；枸杞子能补肝益肾、生血，它们配合可以补脾、补血。

凉血止血，治疗孩子流鼻血

秋天孩子很容易流鼻血，莲藕对血热引起的出血也有很好的疗效。当孩子流鼻血了，一般都是阴虚肺热引起的，这时候给孩子用莲藕、白萝卜榨出鲜汁，加入蜂蜜，调给孩子喝，会有很好的止血效果。或者直接把藕切成薄片、用开水煮三分钟，凉拌给孩子吃。

改善肠胃、清肠防止便秘

藕里含丰富的单宁，具有消炎和收敛的作用，能改善肠胃疲劳。莲藕还有含有黏蛋白，是一种糖类蛋白质，能促进蛋白质和脂肪的消化，因此可以减轻肠胃负担。平时做饭，适量加入些藕，能很好地帮助排便。

炉甘石洗剂、碘酒不要给孩子乱用

夏天，孩子的户外活动比较多，磕磕碰碰、蚊虫叮咬在所难免。炉甘石洗剂、碘酒都是家长经常给孩子外用的药物，但是正因为比较常用，所以河南中医药大学第一附属医院儿科主任医师宋桂华提醒家长们，一定要注意这些外用药的适应症。

这种情况下不要用炉甘石洗剂

炉甘石洗剂对蚊虫叮咬效果非常好，它去湿止痒效果非常明显。但是家长们要注意，如果孩子的皮肤因为抓挠出现溃破、渗出，那就不要用炉甘石洗剂了，以免引起感染。

这种情况下没必要用碘酒

碘酒由碘、碘化钾溶解于酒精而制成。碘酒有强大的杀灭病原体作用，它可以使病原体的蛋白质发生变性。碘酒可以杀灭细菌、真菌、病毒、阿米巴原虫等。碘酒的刺激性比较大，如果小孩子皮肤不小心磕破了，那用碘酒抹一抹伤口，杀菌消炎，效果比较好。一般情况下，如果皮肤红肿没有损伤，反而用处不大。

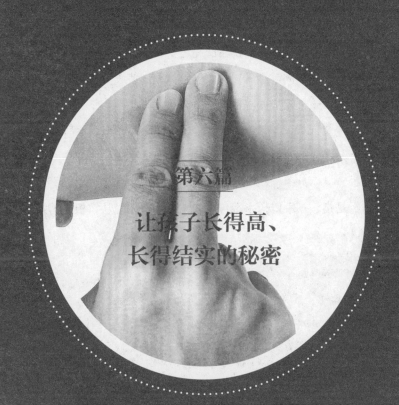

第六篇

让孩子长得高、
长得结实的秘密

🐝 孩子食积瘦小个子矮，试试这套"小儿长高推拿疗法"

食积很常见，小儿脾胃还没完全发育成熟，比较弱，家长又非常宠宝宝，常常带孩子出去吃所谓的"好吃的"，宝宝喜欢吃啥，就使劲儿往肚里塞，很容易造成食积，经常食积就会导致宝宝的脾胃更弱。

而中医认为脾为生化之源，意思就是脾胃是提供宝宝生长发育所必需的营养的来源，脾胃受损了，营养的生成就会减少，不足以满足宝宝正常生长发育的需要，宝宝不长个儿也就在情理之中了。

如果您的宝宝比同龄孩子矮得多、食欲差、挑食、身材瘦小，那宝妈就要注意，可以带孩子先去医院检查一下微量元素（因为长期的挑食很容易造成宝宝某种微量元素的缺乏），并进行有针对性的补充，然后配合着小儿推拿，效果会更好。下面就是经常食积的小儿推拿手法：

清胃经

清胃经是指，一手以拇指端自小儿大鱼际桡侧缘从掌根向拇指根方向直

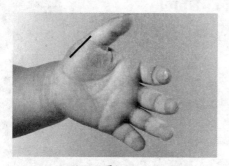
胃经

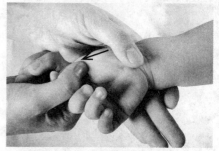
清胃经

推500下。食积之后，食物在胃中继而化热，所以要清胃经，清热化湿。

揉板门

揉板门是以拇指端按揉小儿大鱼际平面200~300次，能健脾和胃，消食化滞。

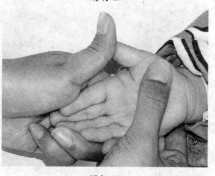
揉板门

清大肠

清大肠是由小儿虎口推向食指尖方向 200~300 次，或者 3~5 分钟，能导积泄热通便。

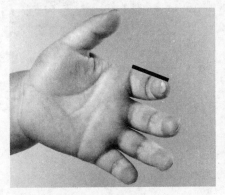

大肠经

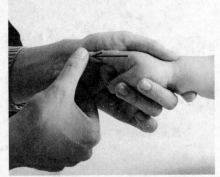

清大肠

清补脾经

食积常常伴有脾胃虚弱，所以要清补脾经，健脾和胃。将小儿拇指屈曲，以自己拇指端循小儿拇指桡侧缘由指尖向指根方向来回推 500 次。

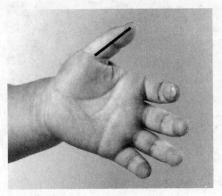

脾经

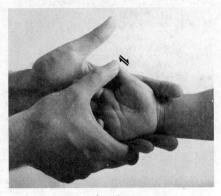

清补脾经

三棱针刺四缝穴

用三棱针点刺四缝穴，很多孩子会挤出来油性黄水，这是治疗疳积的主穴，效果很好。但这个要有专业的小儿推拿师来做，家长也可以用您的大拇指指甲掐孩子的四缝穴。

按揉足三里

足三里就是在外膝眼下三寸，即本人的四横指，按揉100~200下，可健脾和胃，增强体质，是常用的保健穴。

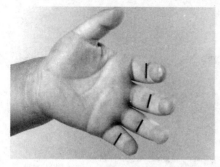

四缝穴

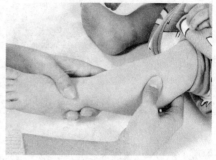

揉足三里

顺时针摩腹

经常食积的孩子，胃肠蠕动比较差，顺时针揉肚子可以促进胃肠蠕动，一般揉5~10分钟。

捏脊

捏脊就是家长用两手的食指和拇指将小儿脊柱上的肌肉轻轻捏起，从下往上，捏5~8遍，可以强身健体，增强孩子体质。

对于食积或疳积造成的宝宝挑食，民间有个小验方，效果不错：

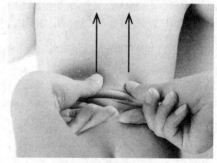

捏脊

将鸡内金30克炒黄，嫌麻烦的话可以直接去药店买，每次1克，每天2~3次，开水冲服，对疳积的孩子效果明显。

也可以用炒黑白牵牛子、炒鸡内金各等份，共研细末，每日1剂，分2次服，对于食肉过多而导致食积的效果很好。

❀ 我家孩子为什么比别人家的个子小（婴幼儿期、儿童期）

很多妈妈问："我家孩子从出生个子就比别人家的小，用不用管？将来会不会猛一蹿，赶上别的孩子？"小儿生长发育专家、河南中医药大学第一附属医院儿科郑宏博士说，孩子个子矮，婴幼儿期和儿童期的病因是不一样的。

先说婴幼儿期

1. 出生时就又瘦又小的宝宝

咱们在生活中经常看到一些孩子，虽然出生时是足月的，够38周了，也是自然分娩的，但是出生以后，孩子的体重不足2.5千克，身高不足50厘米，这在医学上叫"足月小样儿"，也叫低体重儿。这类孩子，妈妈怀孕的时候做孕期体检，大夫就会说，孩子比相同月份的胎儿，四肢、身高、头围要小，宫内发育比较迟缓。

很多妈妈们比较担心，自己的孩子出生时这么小，将来能长高吗？这点一般情况下不用担心，因为他们有一个追赶生长期，80%~85%的孩子都能够追赶到正常孩子的水平。但是，也有15%的孩子会一直比别的孩子矮，这时候家长一定要带孩子及时就医。

2. 营养不良的孩子

还有一些孩子身高不够，与营养不良有关。这类孩子，最常见的就是"营养品宝宝"。宝妈们在一起聊天，有些宝妈们会非常骄傲："我家孩子一天喝多少多少牛奶……"但是，孩子瘦得跟麻花似的。

出现这种情况，与家长过度迷恋营养品、奶粉等，而忽视了孩子辅食的添加有很大关系。很多孩子，进口奶粉供着、进口微量元素补着，但仍然皮包骨头。

家长们要注意，辅食对于孩子的长高同样非常重要。奶粉、多种维生素等虽然是孩子身体必需的，但是不能代替食品。

脾胃是人体的后天之本，孩子到四个月该添加辅食了，有些家长不给孩子添加，孩子的消化系统这台大机器不能正常运转，牙齿、口腔、脾、胃、小肠、大肠没有得到充足的运转，孩子怎么能长高个儿呢？

接着说说儿童期

儿童期孩子个子矮，主要有以下3个方面的原因。

1. 能睡比能吃更能影响长高

儿童期的孩子长高主要是生长激素在起作用，所以，保证孩子身体有充

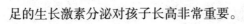

足的生长激素分泌对孩子长高非常重要。

在这方面，有个新的观点。以前认为，孩子长个儿，营养最重要，能吃的孩子就能长。现在则认为，睡眠更重要。因为生长激素是夜间分泌的，白天相对较少，所以要保证孩子充足的睡眠。

家长们要记住，生长激素在夜间分泌有两个高峰，一个是夜间的 10 点到凌晨 1 点之间，另一个是早晨的 6~7 点，所以，小孩子强调要早睡，但是不强调早起，而是要保证孩子睡够！

2. 又瘦又矮的孩子是营养原因

咱们在生活中经常见到一些孩子，个子又小，身体又瘦，爸爸妈妈都感叹，家里的好吃的都给孩子吃了，也没让他吃胖。遇到这类孩子，大夫一般会问父母双方家庭中的身高情况，排除一下家族性矮小，也就是说，孩子孩子个子矮是不是遗传造成的。

排除了家族性矮小外，那最常见的就是营养不良了。一问，家长会说，孩子食欲不好，偏食挑食比较厉害。这时候要参考儿童身高体重对照表，如果孩子落后不多，基本不用做特殊检查，从中医上给孩子调理一下脾胃，叮嘱孩子均衡饮食即可。

当然，也有少部分孩子又瘦又小与一些疾病有关，大夫会根据孩子的症状让孩子做一些相应的检查，排除一下贫血、慢性肾脏病、肝脏疾病等。

3. 又瘦又胖的孩子

个子矮的小孩，一部分又瘦又小，还有一部分是又矮又胖型的，这类孩子里小男生居多。由于太胖的缘故，孩子的内分泌紊乱，会影响长高。另外，越胖越不想动，孩子活动比较少，也会影响到长高。

还有一些小胖孩儿，由于肥胖的缘故，体内的雄性激素会通过一种酶转化为雌性激素，所以孩子除了个子矮以外，还伴有乳房发育、小阴茎、小睾丸等。还有一些孩子，因为肥胖的缘故，夜里睡觉打呼噜，有的伴有呼吸睡眠暂停障碍，由于睡眠过程中大脑处于一种缺氧的状态，也会影响到长个儿。

又瘦又胖的孩子，家长千万不要以为孩子胖胖的，肉乎乎的，看起来非常可爱而不在意，一定要及早到医院进行调治。因为这类孩子除了会影响到身高以外，将来还有可能出现不育等问题。

❧ 孩子长高的秘密

妈妈必知：孩子长高的 4 个误区、1 个生长发育中心

有些育儿知识，宝妈们知道得晚了就来不及了，比如关于孩子长高的问题。我们都是爱孩子的，只不过有时候不知道，比如这样：

很多妈妈认为孩子长个儿是自然生长发育的过程，孩子将来能长多高，是由遗传决定的，河南中医药大学第一附属医院儿科主任医师郑宏博士提醒，正是由于妈妈这种对于孩子"长个儿"的错误认识，让孩子失去了长高的机会。

1. 妈妈对于"长个儿"常见的 4 大误区

误区 1：我和他爸都不矮，孩子身高肯定没问题

遗传虽然是影响身高的重要因素，但也只占 70% 左右，后天因素也决定孩子的最终身高。当发现孩子身高增长缓慢、身高低于正常同龄儿时，家长一定要高度重视，切不可疏忽大意而影响了孩子的身高。

误区 2：我的孩子还小，长个儿有先长有后长的，以后总要长高的

经常有家长带着 17~18 岁的孩子来就诊，孩子的身高只有 150cm 左右，但是骨骺已经闭合。许多家长的这种错误的等待心理，让孩子失去了治疗的时机。

误区 3：孩子能吃能喝，一定能长高

很多家长认为孩子只要能吃就一定能长高，结果孩子不但没有长高，反而成了"小胖墩"，干扰了孩子的正常发育，阻碍了孩子长高。

误区 4：父母都矮，孩子肯定长不高

有的父母自己身高不理想，就认为孩子天生也是个矮个子，即使孩子有长高的机会也不去帮助孩子争取。

2. 孩子的生长发育中心是：骨骺、骨骺、骨骺

人的长高需要漫长的过程。在小儿的生长发育过程中，骨骺的生长发育

对身高起着决定性作用。骨骺是骨骼的生长发育中心，通过不断骨化来增加骨的长度，人的身高也随着增加。到了青春发育后期，骨骺与长骨的干骺端逐渐融合，骨骼生长日趋缓慢。

过了青春发育期，骨骺与干骺端完全融合，骨骺全部骨化，骨骼就不再有生长的空间，身高也就不会再增加。一般来说女孩到了 15 岁以后，男孩到了 17 岁以后，骨骺逐渐出现闭合，身高也逐渐停止了增长。

治疗矮小最佳年龄：6~10 岁

聪明妈妈们一定要密切观察孩子的生长速度，要在孩子骨骺闭合前的长个儿最佳时期到医院求医。一般来讲，孩子 3 岁以后到青春发育前期，每年可增高 5~7 厘米，若孩子的年身高增长低于 4 厘米，就要考虑到孩子有可能患上了"矮小症"。在这段时期家长就应尽早带孩子到医院接受体检，一旦确诊孩子属于"矮小症"范畴，应及时查明原因，对症治疗。

矮小患者开始治疗的年龄对疗效起着非常重要的作用，早期治疗可最大限度提高孩子的成年身高。国内 70% 的孩子 11~16 岁才开始接受治疗。而由美国国家合作生长发育研究（NCGS）数据显示，国外 59% 的孩子是在6~10 岁开始接受矮小治疗。这与中国妈妈常常寄希望于孩子青春发育期会长高有关。很多妈妈在孩子儿童期，对孩子的身高没有给予足够的重视，等到发现问题，往往孩子的骨骺已经闭合或接近闭合，已经失去了治疗的时机。

❧ 为什么吃肉多的孩子不长个儿、不聪明

宝妈宝爸们乐意看到孩子吃肉，觉得孩子吃肉多长大个儿。其实，从营养学上来讲，吃肉多反而会影响到身高。不仅如此，吃肉多的孩子还不聪明。

家长们有个错觉，会说，看谁谁谁家的孩子，天天大鱼大肉的，那块头，壮得很。注意，"块头"不等于身高。另外，咱们看身边那些五大三粗的人，有几个比较聪明的？

这是有原因的，这个原因从营养学上来讲，就是"食物热效应"。咱们吃到胃里的食物，消化吸收要靠胃肠道，然后这些营养物质被消化成细小分

子，由肠道吸收，经门静脉入血，再运行至全身。

但是，我们反过来想想，谁给胃、肠道提供能量让他们来进行消化吸收呢？很简单，还是食物本身嘛。

营养学统计发现，进食糖类时，可以使能量消耗增加 5%~6%，它们主要含在五谷类及薯类食物中。进食脂肪时，可以使能量消耗增加 4%~5%，它们主要含在植物油、坚果类的食物中。咱们再看看，进食蛋白质时候，可以使能量消耗增加 30%~40%，它们主要含在蛋、奶、肉中。

通俗地说，吃个馒头需要准备 4~5 个单位的能量，但是吃块肉就需要准备 30~40 个单位的能量，几乎是 8 倍！我们的身体把它的能量都用来去消化吸收肉食了，那还有工夫去长高、增加智力吗？

小孩子的成长，就像是一次长跑。别的小朋友背一壶水就够了，你家的小朋友背着水、吃的、穿的、玩的，看似准备得比较齐全，反而负担过重，拖累了孩子的行进速度。

所以，咱们当家长的想让孩子更高、更聪明，还是少吃肉、蛋、奶，均衡饮食为好！

想让孩子将来拥有"大长腿"，现在 5 个喂养错误坚决别犯

每个家长都想让自己的儿子、女儿像电视里的演员一样，有一双戳破屏幕的大长腿。除了先天的遗传基因和疾病外，在生活中，很多家长的一些错误的喂养方法往往会影响孩子的生长发育，导致孩子长不高，最常见的就是以下 5 个喂养错误！

坏习惯一：喂饭太饱

有位老中医讲得很有道理：现在很多宝宝吃不多都是家长的自作多情，是家长认为他吃得不多。你想想，孩子又不傻，他不吃就代表他不饿嘛，可很多家长都是怎么做的呢，往往是追赶着宝宝吃饭，"来来来，再吃一口，吃饱了才能长高"。其实，营养学研究发现，人在饥饿的状态下才会刺激脑垂体，从而分泌更多的生长激素，相反，吃得过饱会影响生长激素的分泌，

最终导致矮个子。

另外，营养过剩还会导致孩子性发育期提前，造成性早熟，这会导致孩子在一定年龄阶段比同龄人要高，至少不会低。但是过早地促进骨骼发育会导致骨骺提早闭合，同样也会导致长不高。

建议每顿饭喂孩子八分饱，均衡营养，不要挑食，摄入全面的营养。

坏习惯二：让孩子宅在家里

现在的生活节奏越来越快，好不容易熬到周六周日，家长们就想在家里好好歇歇，也没太多时间陪孩子，所以看书、看电视、玩游戏成了孩子们周末的日常生活。其实，日光有助于促进宝宝的生长发育，日光中含有大量的紫外线和红外线，红外线可以使血管扩张，促进血液循环，刺激骨髓造血；紫外线可以杀灭体内的细菌和空气中的病毒。

建议家长在节假日多带孩子进行户外活动，呼吸新鲜的空气，适当增加宝宝的运动量。

坏习惯三：让孩子整天坐着玩玩具

每个孩子都会拥有一箱箱的玩具，有的孩子喜欢坐着玩玩具，一玩就是一两个小时。久坐不利于孩子的生长发育，运动的时候，特别是走、跑、跳等运动会拉扯关节，使身体的长骨受力，从而刺激生长激素的分泌。

建议家长要科学合理地安排孩子的运动，可以使他的运动形式多样化。

坏习惯四：过早叫醒孩子

家长上班，为了顺路送孩子上学，往往很早就把孩子叫醒，睡眠不足也会影响孩子的生长发育。尤其是在春季，是孩子生长发育的黄金季节，一定要保证孩子足够的睡眠时间，不要低于 8 小时。因为人的生长激素在人熟睡后 30~40 分钟会明显升高，并且夜间生长激素的分泌超过全天量的一半以上。

建议家长不要让孩子当夜猫子，晚上早早关灯休息，保持环境安静，给孩子一个良好的入睡氛围。

坏习惯五：乱给宝宝补钙

大家都知道，骨骼的生长发育离不开钙的吸收，所以很多家长就会给孩子买各种钙片，有的甚至把钙片当糖吃，没事就给孩子嚼两粒，但是专家表示：过量补钙可能会导致骨骺的过早闭合，另外就是食物补钙比药物补钙更安全。

母乳和配方奶粉是补钙的首选，虾皮、鱼肉等补钙的效果也不错，平时也可以给孩子吃点维生素 D，可以促进钙的吸收和沉积。

❧ 只有小儿推拿师知道：让孩子越来越壮的保健四大法

越来越多的宝妈宝爸们开始喜欢上小儿推拿了，效果好，不用吃药，还治病！在这里就来透露个秘密：只有小儿推拿师知道的一套推拿手法——让孩子身体越来越壮的保健四大法！

其实小儿推拿是有窍门的，比如保健四大法、解表四大法、通便四大法、外感四大法等，这些手法是固定的，它就像一套广播体操一样，是成套、系统地给孩子做，效果会非常好。

补脾土

看到补脾土，估计好多宝妈心里会嘀咕，为什么又是补脾土？那当然了，脾脏是管吸收营养物质的嘛，孩子吸收不了，身体怎么强壮呢？关于脾经穴有多种说法，有的说是大拇指桡侧，有的说是大拇指正面一侧，学派很多，但是有一种是统一的，那就是大拇指的螺纹面。

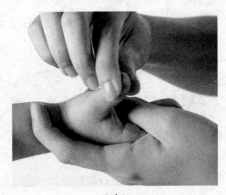

揉脾经

方法很简单，每天可以用您的左手固定好孩子的小手，右手大拇指和食指固定好孩子的大拇指，在拇指肚顺时针揉上 150~300 次。

摩腹

家长们千万不要觉得摩腹这个方法太简单了，这是个"日用而不知""抱着金碗讨健康"的方法，又简单又有效。顺时针摩腹，能促进胃肠道通畅。另外，腹部是五脏六腑的家，肝、脾、胃、胆、肾、膀胱、大肠、小肠等脏器都住在这里，腹被喻为"五脏六腑之宫城，阴阳气血之发源"。摩腹这个

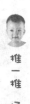
方法药王孙思邈在《备急千金要方》中说："摩腹数百遍，则食易消，大益人，令人能饮食，无百病。"

每天给孩子摩腹 150~300 次，能让孩子胃肠通畅、气血顺畅。方法很简单，把您的除大拇指以外的四个手指并拢，用指腹顺时针揉就可以了。

揉足三里

保健四大法，其中为什么要有揉足三里？做小儿推拿的老师都知道一句话"肚腹三里留"，意思是，只要孩子有肚腹的问题，都可以找足三里穴。民间还有句话，"揉揉足三里，胜吃老母鸡"。

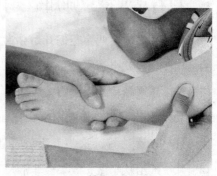

揉足三里

为什么叫足三里？足是指它在小腿上；三里，可以理解为理上、理中、理下。揉足三里，有两大好处，第一是让孩子的消化系统舒舒服服的，因为它可以治疗胃痛、呕吐、腹胀、肠鸣、消化不良、泄泻、便秘、痢疾、疳积、癫狂等。第二是可以让孩子的免疫系统变强，因为它可以调节身体免疫力、增强抗病能力、调理脾胃、补中益气、通经活络、疏风化湿、扶正祛邪。

足三里穴很好找，我们的膝盖上有个外膝眼，把除大拇指以外的四指并拢，放在外膝眼下，正下方那个凹陷的地方就是了。左右腿各揉150~300 次。

捏脊

捏脊的好处太多了，它能健脾理肺、调和阴阳，如果您的孩子消瘦、经常生病、身体差，建议您多花点功夫，给孩子捏捏脊，由于捏脊是捏整个脊柱，人体的膀胱经、督脉还有心、肝、脾、肺、肾五脏的俞穴都在这条线上，因此它是一

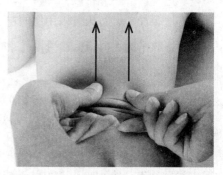

捏脊

个全身的调理。

作为一个保健手法，每天用您两手的大拇指和食指，抓起孩子背部的皮肤，从尾巴骨那儿往上捏到脖子处就可以了，每天 6 次即可。

❧ 宝妈有这 6 种育儿习惯，把孩子的免疫力都毁掉了

经常会有家长问："为啥我家孩子动不动就感冒，经常吃药、输液，为啥免疫力那么低？"其实宝宝的免疫力除了受先天因素影响，和后天爸妈的养育方法也有很大关系。很多家长喜欢经常给家里消毒，孩子一感冒就给吃药打针，人多的地方从来不去，美其名曰"都是为了孩子好"，为什么都这样做了，孩子还是经常生病呢？体质还会越来越差？在这里就来讲讲会毁掉孩子免疫力的 6 种错误习惯。

给宝宝用品高频率地消毒

家长认为经常消消毒会干净一些，其实这样的做法是在破坏宝宝的免疫力，导致宝宝无法获取保证健康所需要的有益菌。消毒剂没必要在家庭中经常使用，因为环境中的正常菌群减少，人体正常免疫系统接受外界菌群的刺激就会减少，阻碍正常免疫系统的发育。

还有，过度地消毒婴儿用品，或者哺乳前消毒乳头，都会减少宝宝接受外界正常菌群刺激的机会，会延缓、阻碍、破坏肠道菌群的建立，不利于宝宝免疫系统的发育。

几乎不带宝宝去公共场合

虽然宝宝免疫力有限，需要清洁、干净的环境，但并不是无菌的环境。其实过于干净的环境对任何年龄人群免疫力的提高都没有帮助，甚至会降低。当人体的免疫器官受到干净环境中少量细菌的刺激，可促进免疫系统的成熟，是一种不需要打针、吃药，既省时又省力的一种获取免疫力的好方法。

只要不去高污染的环境，一般的场所还是可以去的，比如朋友的家中、公园、早教中心等，都适合宝宝活动。

吃过多的营养品和补品

千万不要轻易给孩子吃乱七八糟的、不能明确功效的营养品或者补品，

不仅不会增加孩子的免疫力，还会损坏宝宝的免疫功能，如果在正常情况下，使用营养品或者补品，可能会引起过敏等其他免疫疾病。另外，宝宝的消化系统还未发育成熟，营养品会造成胃部的各种负担，如果想提高宝宝免疫力，可适量增加益生菌或者维生素 C，可以很好地提高宝宝免疫力。

有前兆、小病就吃药

我们都知道过量地服用消炎药或者抗生素类药物会降低宝宝免疫力，普通的感冒病程一般需要一周左右，我们所用的药物只是起到缓解症状的作用，有的家长一看孩子流鼻涕、咳嗽了，就赶紧给吃药，怕再严重了。其实，当孩子出现感冒前兆时完全可以用一些绿色疗法缓解，比如小儿推拿、食疗等，如果宝宝免疫力好，不用管他也是可以的，一周左右会自愈。

不运动或者很少运动

因为宝宝对环境的调节和适应能力差，家长们就限制宝宝的运动，不带他经常出去玩，但科学研究早就证明合适的运动可以提高宝宝免疫力。记得我儿子半岁的时候，妈妈经常带他去小区广场上玩，有一次妈妈回来说，小区里一个宝宝，都九个月了还没出过家门，唉，真不知道宝妈是怎么想的。

亲密看护人过度的忧虑

亲密看护人的心情很容易影响到宝宝，如果亲密看护人过度担心宝宝会生病，那宝宝生病的概率会大大提升。

秋天，妈妈送给"壮壮"的五道粥

古人将秋天称为"多事之秋"，从儿科角度讲，秋天也是小儿很多疾病高发的时期。因此，把孩子养得壮壮的，健健康康地度过秋天，也是很多宝妈的心愿。

下面五道食疗方，简单易操作，健脾养胃、补气养血、润燥化痰、补虚益智，轮着给孩子做，保证可以让你的孩子壮壮实实的！

第一道：养胃补钙——排骨藕汤

原料：猪排骨 500 克，藕 600 克，生姜 6 克。

做法：排骨剁成块后放入锅内，煮沸 5 分钟后将汤弃去，加入用刀拍破的藕段与姜块，放高压锅内添水同煮 15 分钟，食用时加适量盐与味精。

点评：藕养胃生津，排骨益气、生血、补钙，生姜开胃。此汤味道鲜美、营养丰富，适用于老人、儿童之神疲乏力、营养不良、佝偻缺钙等症，亦是秋冬季进补佳品。

第二道：润燥化痰——雪梨川贝汤

原料：雪梨 1 只，川贝 6 克，蜂蜜适量。

做法：将雪梨与川贝加水同煮，煮沸后兑入蜂蜜，小火炖 30 分钟。每日早、中、晚各服一次。

点评：雪梨具有清热润燥、消痰止咳作用；川贝可化痰止咳、清热散结；蜂蜜和胃润燥。三材合用，对于肺燥津伤、干咳少痰，或咳痰不爽、口干咽燥、声音嘶哑的孩子特别有效！

第三道：健脾补虚——山药莲子粥

原料：山药 30 克，莲子 20 克，红枣 10 枚，糯米 100 克。

做法：将莲子泡开去心，与山药、红枣、糯米同煮为粥，食用时可加适量白糖。

点评：山药益气养阴，人称"消化素"，被历代医家视为滋补佳品；莲子补脾止泻，养心安神；大枣益气养血，故此粥具有补气血、健脾胃作用，适用于脾虚食少便溏、气血不足、经常生病的小孩子。

第四道：气血双补——当归生姜羊肉汤

原料：当归 30 克，羊肉 500 克，生姜 30 克。

做法：生姜切片，羊肉入沸水锅中焯去血水，晾凉后切成方块。然后将当归、羊肉、生姜同放高压锅内，煮沸后撇去浮沫子，加压待上气后改小火炖约 20 分钟，食用时加适量盐与味精。

点评：方中当归补血养血，且能提味；羊肉益气补虚。两者合用，为补养气血之良方，尤适用于体质虚弱的孩子。注意，每天少吃一些，坚持吃上一段时间，不要一次猛吃，以免食积、上火。

第五道：补虚长智——龙眼莲子粥

原料：龙眼肉 10 克，莲子 15 克，大枣 10 枚，粳米 50 克。

做法：四物共煮为粥，每日早晚两次，连服 15~30 日。

点评：方中龙眼又称桂圆，《本草纲目》云此"可开胃益脾，补虚长智"。加益气养阴的莲子、大枣，具有气血双补、乌发养颜作用。适用于毛发枯黄，身体瘦弱，倦怠懒动的孩子。

这样推拿，可以帮阳虚体质的孩子解决大麻烦

什么是阳虚？中医讲究"天人合一"嘛，所以用大自然来打个比方再合适不过了。如果人体是一个小环境的话，人体的阳气就像是大自然中的太阳，那阳虚就是人体内的太阳光太弱了，相当于阴天，连着阴天会是什么感受，是不是很不舒服？

小儿最常见的阳虚体质就是脾肾阳虚，最典型的表现就是手脚冰凉，平时手脚都没热过，喜欢喝热水、怕冷，有时会伴有食欲不佳、容易拉肚子、反复感冒、尿频等症状。阳虚的孩子，宝妈们可以用这些手法给孩子暖一暖！

按摩手法

1. 揉外劳宫

外劳宫属于暖穴，可温里祛寒，对于改善阳虚体质的孩子，平时怕冷、手脚经常凉凉的情况，推拿效果很好。外劳宫在小孩掌背正中第二、三掌骨中间凹陷处，揉 500 次。

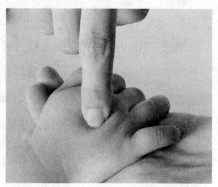

揉外劳宫

2. 推三关

三关在前臂拇指一侧，从腕横纹起至肘部成一条直线，自腕横纹推至肘横纹为推三关，用力均匀推 500 次，可温暖下元，改善阳虚体质。

3. 揉二人上马

二人上马可大补肾之水火，针对脾肾阳虚体质的孩子，长期推拿，效果不错。二人上马在小孩的掌背小指、无名指两掌骨中间中间偏下，取凹陷处，揉 500 次。

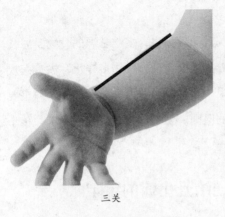

三关

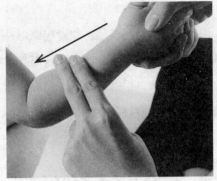

推三关

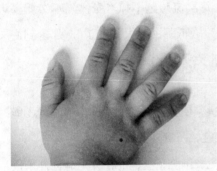

二人上马

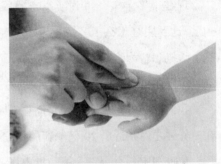

揉二人上马

4. 清天河水

　　用穴如用药，前面都是温补的穴位，为防止温补太过，所以加个清天河水。天河水在小孩的上肢的内侧，从手腕到肘窝成一条直线，从手腕向肘窝方向直推为清天河水，推 100~200 次即可。

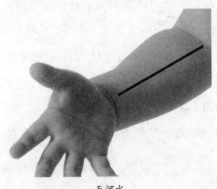

天河水

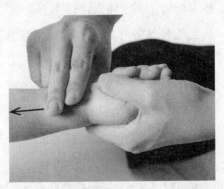

清天河水

饮食小建议

阳虚体质的孩子，饮食应以温补脾肾阳气为主，多吃甘温的食物，忌食辛辣、生冷不易消化的食物。而且营养搭配要合理，食物多样化，饮食有规律，不偏食，平时可吃栗子、虾、苹果、猪脊骨、萝卜等温性食物。但是要记住阳虚体质进补要遵循平补、温补的原则。要不然，稍一补得多了，孩子反而容易上火。

5 招建立强大免疫力，送给爱生病的宝宝

现在很多宝宝"每到换季定感冒、每次流感跑不掉、身体隔不久就要闹"，这到底是怎么了？医生爱说，"免疫力低下，长大就好了"。那这到底是个啥概念？为啥我们就爱免疫力低下？免疫力应该如何提高？

免疫系统是咋工作的呀

我们的免疫系统，平均每周更新一次，使得在遭遇病毒攻击的时候，能在一分钟之内制造出 20 亿个新的免疫细胞，防御外敌入侵。

免疫细胞各有分工，第一批出场的免疫细胞，它们的任务是缠住外来侵入者，不让它侵入我们的细胞内部，并呼唤同伴；第二批出场的负责杀死病毒；第三批负责吞噬掉它们的尸体。

所以我们生病的时候，做血常规，会出现白细胞增多、吞噬细胞增多等情况，那是身体在制造这些细胞，杀灭外敌。这是多么美妙的事情！一般感冒是病毒性的，如果这时候咱不由分说，上来就给抗生素，37℃多点就给退烧药，那身体简直摸不着头脑了，本来通过体温升高、咳嗽、流涕、甚至疮肿等各种形式可以排除体内毒素的，咱一上来把温度降下来了、不由分说把有害菌有益菌全杀死了。时间长了，反而菌群失调、免疫力更差。

那如何能使咱们的免疫系统更加努力工作

我们要做的就是通过正确的饮食、积极的心态、健康的生活方式，提高我们身体的抵御外敌入侵的能力。

咱们日常生活中如何帮助身体提高免疫力呢？

1. 探索适合自己的饮食规律

其实这一点非常重要。人与人不同，所需要的食物不同。很多妈妈都有这个感受，别人家小孩整天大鱼大肉都没事，我家半个鸡蛋吃下去，就受不了了。为什么有这种差异？

现代科学研究成果表明，饮食的规律与血型及遗传都有很大关系。有人就是需要那么多蛋白质，有人就是消化不了。摸索自己宝宝独特的饮食规律，至关重要。因为只有选择自己合适的食物、拥有一个强健的脾胃，免疫力才会增强。

2. 保持愉快的心情

心情紧张、生气、沮丧、悲痛都会抑制免疫系统，有这些负面情绪的时候，人甚至就会停止消化，并且产生很多毒性物质，影响身体的正常功能，所以经常保持愉快的心情，对身体的健康和免疫力都有促进作用。

平时建议妈妈们多带宝宝参加户外活动，日常用温和的态度看待宝宝的惹火行为，正确引导宝宝从小塑造开朗的性格、愉快的心情、积极向上的心态，对免疫力和一生的帮助都非常大。

3. 积极正确的体育锻炼

正确的锻炼可以使其中一种免疫细胞的个数增加百分之四十，平时多做轻松的有氧运动，比如散步、打拳、打球、慢跑等，每周坚持五天以上、每次十分钟以上、累计每日半小时以上的运动，都可以促进免疫细胞的增加。

而且运动可以产生快乐因子，使宝宝经常保持愉快的心情，又能提高身体素质。坚持一百天的体育锻炼后，你能感觉到宝宝的体质明显增强了。

什么食物可以激发免疫力

平时多摄入含维生素 A、维生素 C、维生素 E、维生素 B 族、铁、锌、镁的食物。各种营养素一定要团结合作，才能充分发挥其功效，提高免疫力。这些营养素在全麦、坚果、豆类、海产品、动物内脏、青菜、水果中含量较多，平时要让宝宝营养均衡，不挑食才能使身体全面吸收营养，充分激发我们的免疫力。

另外，补充益生菌能够争夺致病菌所需的营养素，还能积极地激活免疫系统，可以适当多吃含益生菌的食物，比如益生菌酸奶、发酵豆、发酵面点之类的。

小病可以选择自愈

平时有点小感冒比如流涕、轻微咳嗽、发烧在 37.4℃以下，可以选择让其自愈。一般感冒都是病毒引起的，在自己不知道的时候，身体的防卫部队就已经开始作战了，它们通过复制免疫细胞、升高体温、轻微咳嗽排出毒素，把淋巴细胞派到淋巴结、扁桃体、颈部等地方去消灭病毒，所以我们有时候扁桃体发炎。

这时候我们多喝水，注意休息，饮食清淡，加以推拿按摩或小食疗，很快就会康复。身体经过与病毒、细菌的这么几次较量，发现没有外力帮助，只有靠自己，免疫力就会越发努力工作，我们也就越不容易生病了。

但如果发现孩子咳嗽带喘音、发烧超过 38℃，或者是发烧时的温度上升趋势较大、发烧伴有呕吐这些症状，家长们切不可粗心大意，要尽快就医。

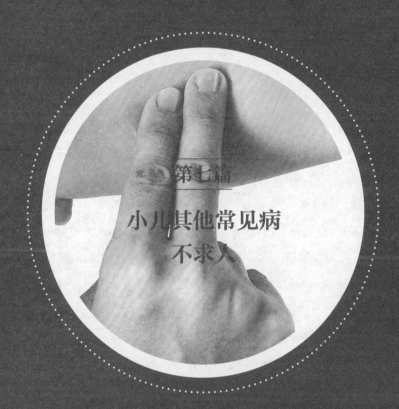

第七篇

小儿其他常见病
不求人

❀ 这6种小儿舌苔，是细心妈妈了解孩子健康状况的重要晴雨表

去找中医儿科大夫看病时，大夫往往会让宝宝伸出舌头，看看舌苔。中医认为，舌苔是"胃气熏蒸五谷、上呈于舌面"的一种东西，它可以反映人体内部脏腑、阴阳、气血盛衰的情况，还可以反映身体中一些不良毒素的存在状况和深浅程度。

所以说，舌苔是反映孩子健康状况的重要窗口，是细心妈妈了解孩子健康状况的重要晴雨表。因此，妈妈们简单地了解一些舌苔方面的情况，就能及时掌握孩子的健康状况，及时发现问题，及时解决，避免生病。

正常舌苔是薄白而湿润，干湿适中，不滑不燥。如果舌苔出现以下几种常见的情况，家长们就要注意了：

舌苔发白

中医讲，白主寒，为什么白主寒？大家看看自然界中，冰是不是白色的？雪是不是白色的？舌苔白提示孩子体内有寒，这类孩子大多伴有怕冷、手脚冰凉的问题，家长应该注意给宝宝保暖。现在是夏天，家长要注意少让这类的孩子光脚。平时，可以为孩子多做一些性质偏温的饮食，如：姜汤、红枣粥，或者一些清淡性温的牛肉汤、羊肉汤、红萝卜、洋葱等，也可以吃一些如苹果之类性偏温的水果，以达到祛寒取暖的目的。

小儿推拿的话，平时可以给孩子多推三关，三关穴性温，可以温阳散寒。这个穴位很好找，就在小儿上肢的靠拇指侧，从手腕向肘关节的那条直

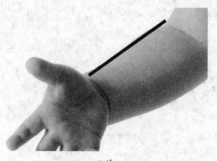

三关

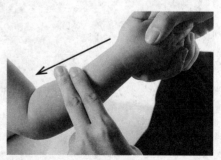

推三关

线就是了。由手腕向肘关节方向直推即为推三关，推 300~500 次即可。

舌苔发黄

如果孩子的舌苔呈现出黄色，这一信号提示孩子体内有热。为什么黄主热呢？咱们看大中午的太阳是不是黄色的？把饼放在火上烤一烤是不是焦黄焦黄的？所以，舌苔黄的话，说明孩子体内有热了。

这时需要调节孩子的饮食，以清淡为主，少吃油腻一类的食品，尤其是膨化食品，它的热量很高。可以给孩子泡点菊花水，喝点绿豆汤，也可以服用一些助消化的药物。当然，也可以给孩子做做推拿。比如：

清大肠：大肠经是在宝宝食指桡侧缘，从指尖到指根成一条直线，由指根向指尖方向直推即为清大肠，推 300~500 次。

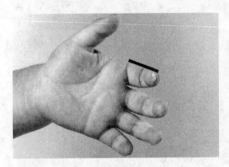
大肠经

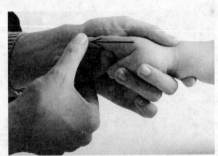
清大肠

清胃经：胃经是在宝宝大鱼际的外侧，由大拇指指根到手腕成一条直线，从手腕方向直推至指根，为清胃经，推 300~500 次。

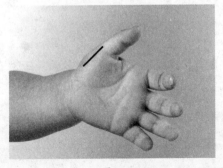
胃经

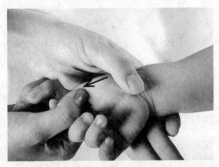
清胃经

揉板门：即揉大鱼际200次，可以健脾和胃、消积化滞、运达上下之气。

退六腑：六腑穴在小孩的上肢尺侧，即小指一侧，从手腕到内肘尖成一条直线。从内肘尖向手腕方向直推即为退六腑，有清热的作用，300次即可。

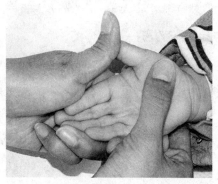
揉板门

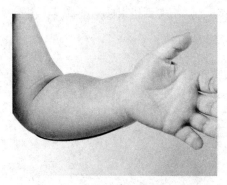
六腑

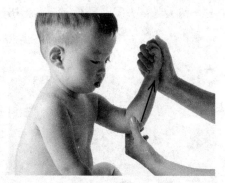
退六腑

舌苔发黑

很多家长不理解孩子为什么舌苔发黑，其实，苔黑是由苔黄继续发展过来的，此时提示孩子内热很大。打个形象的比喻，就像我们油炸东西，时间长了，就会由黄色变为黑色，好理解吧？如果出现急症，如急性腹痛、高热，这时需要去医院就诊，如果孩子没啥痛苦的症状，家长护理方面可参考舌苔发黄的护理。

舌苔厚

舌苔厚就是舌苔上面形成厚厚的一层苔，这时可能是孩子吃多了，有食积。家长们要注意啦，这时候最重要的一点是保持孩子的大便通畅，建议适度控制孩子的饮食摄入量，多吃些时令水果、蔬菜，多喝白开水，少吃甚至禁吃辛辣油腻的、不容易消化的食品，家长也可以每天给孩子顺时针摩腹，5~10分钟就行，促进胃肠蠕动。

光滑无苔或者剥苔

也有很多孩子舌面光溜溜的，没有舌苔，或者有一片没有舌苔。中医认为这是胃阴虚，这时您的孩子可能体质较差，抵抗力弱，食欲不好，很容易得感冒、支气管炎、腹泻等疾病。建议家长多带孩子参加一些户外

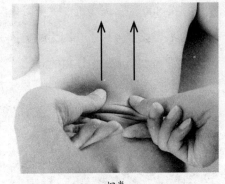

捏脊

的活动，增强孩子的抵抗力，同时注意饮食规律，一日三餐，不挑食，摄取全面、均衡的营养。家长也可以给孩子做做推拿，如补脾经300次、揉板门300次、捏脊（从下向上捏6次）。

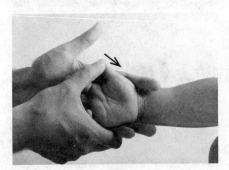

补脾经

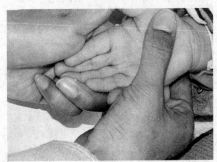

揉板门

舌边像锯齿一样

齿痕舌就是孩子的舌体边缘有明显的牙齿痕迹，或者像锯齿一样的痕迹，称为齿痕舌。

一般来讲，齿痕舌提示孩子体内湿气比较重，导致舌体偏大。舌头变大了嘛，就会跟牙齿"打架"，磨合时间久了，就会形成齿痕舌。湿气大，是因为孩子的脾阳虚，意思就是孩子脾脏的阳气不足，能量不够，津液不能正常运行。

脾阳虚的孩子，大多还会伴有腹胀、不爱吃饭、四肢不温、大便稀等问题，所以虽然家长看到孩子有齿痕舌，但是还没有生病，仍然要给孩子调理一下。

在小儿推拿方面，脾阳虚，当然要补脾经，每天300~500次。最好再加

上推三关300次，因为推三关温阳化湿效果非常好。另外家长需注意晚上九点以后不要让宝宝喝水，因为晚上孩子的阳气弱，运行水液的能力更弱，这时让孩子喝水会增加他体内的湿气。

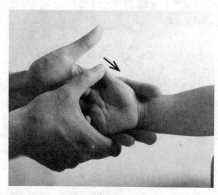

补脾经

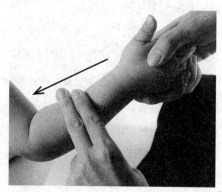

推三关

❧ 孩子头磕了一下，颅骨凹进去个坑，家人能用嘴吸平吗

前阵子有位宝妈在"健康去哪了"QQ群里跟大家说了一件让很多宝妈脑洞大开的事。她说，自己的儿子现在四个多月，白天不小心磕到头了，结果头上的颅骨凹进去了一点。当时自己和丈夫都很担心，但是家里老人说，没事，小孩子头骨软，凹进去了，用嘴吸一下，吸回来就可以了。

关于这个问题，我们医院治未病中心的小儿生长发育专家琚玮教授说，这种老观念其实是非常不科学的。

小孩子从小在成长的过程中，磕磕碰碰是不可避免的。有时候跟家长看护时不够小心有关，有的时候也跟小孩子活泼好动有关。小孩子，尤其是婴儿，颅骨比较软，有时候磕一下，骨头会凹个小坑。

孩子磕到以后，家长要注意观察孩子的精神状态，如果孩子撞到后哭声很响亮，哭一会儿家长一哄，就不哭了，那一般没什么大问题。相反，如果磕到头以后孩子一声不吭，或者说哭起来没完，或者说出现呕吐等异常，那最好上医院看一看。

另外，孩子如果磕到后脑，也最好上医院去看一看，因为从大脑的生理结构上来讲，我们的脑干和小脑在后脑勺的部位。这里是人的生命中枢，它控制着人的呼吸、循环、心跳、消化，如果磕到，就会有生命危险。

如果排除危险因素，孩子头上有个小坑，家长也没必要用嘴吸出来。因为这种外部力量不好控制，反而有可能会使孩子受到伤害。家长正确的做法是置之不理，随着孩子年龄的增长，通过人体自身的调节，骨头会自己恢复长好。

❀ 小孩子淋巴结肿大用不用管

最近很多家长问孩子淋巴结肿大的问题，咱们一起来听听河南中医药大学第一附属医院儿科的姚献花主任医师的解答，各位宝妈就会放心些。

为什么小孩子容易淋巴结肿大

先来普及一下什么是淋巴结，淋巴结内含有淋巴细胞，是人体重要的免疫器官。所以，当孩子生病的时候，淋巴组织就开始发挥作用了。很多家长不理解，为什么小孩子容易出现淋巴结肿大，大人则不会呢？这主要是因为小孩子本身就处在生长发育期，淋巴系统代谢异常旺盛。注意，是异常旺盛，所以小孩子生病的时候，淋巴系统再一工作，就容易出现淋巴结肿大。

孩子淋巴结摸着不疼，用不用治

有些家长比较细心，会发现孩子的脖子一侧比较大，一摸，能摸到绿豆大小的疙瘩，这就是淋巴结肿大。这说明孩子有既往的感染病史，比如说，可能孩子以前感冒了，或者发烧了，没有把炎症彻底消除，孩子发烧一用药，烧退了，家长就把药停了，这时候就会出现不疼但是存在肿大的淋巴结。

如果孩子现在没有生病，淋巴结摸着也不疼，也不是很大，这时候提示淋巴结有慢性炎症，可以不用管它。

淋巴结摸着比较疼，那就要及时治疗了

有些孩子的淋巴结摸着的时候会有点疼，这说明孩子正处在急性感染期，一般是炎症表现，家长最好带孩子到医院及时进行治疗。前面说了，淋巴结全身都有，因此如果有些孩子老说肚子疼，家长也要怀疑肠系淋巴结肿大的可能，最好到医院检查一下。

❀ 5岁的孩子出现声带小结，原因值得妈妈们警惕

有个5岁的小孩子，声音一直嘶哑，家长带孩子来到河南中医药大学第一附属医院嗓音咽喉病门诊找梅祥胜教授看病，梅大夫检查发现，孩子声音嘶哑、一说话就青筋暴露，仔细一问，孩子这样已经断断续续半年了，他认为孩子十有八九得了声带小结。孩子妈妈说，带孩子去别家医院瞧过了，确实是声带小结，但在别处需要手术，所以才慕名来这里保守治疗的。

孩子这么小，怎么会得声带小结

声带小结发生于儿童者又称喊叫小结、喊叫性声音嘶哑，是慢性喉炎的一种。尤其有些孩子感冒后仍毫无顾忌与小伙伴疯玩疯喊、持续发高音，极易发生声带小结。

很多家长反映，孩子在玩耍，或者在课堂上回答问题时，老师判断孩子积极的标准就是谁的声音大，谁的声音高！这是不科学的，家长应该告知自己的孩子不要声嘶力竭地去大声喊叫，长此以往很容易长声带小结，使声音一直哑下去，严重影响孩子的正常变声期发展和心智发育。

哪类孩子容易得"小结"

有些孩子性格比较外向，喜欢表现，小一点的孩子比较爱哭闹，大一点的孩子是班上的班干部，他们平时说话都比较多，声音大、音调高，这样往往容易诱发声带小结，导致声音嘶哑。

声带小结最主要的表现就是声音哑，早期发高音会破音、说话容易疲劳，从间歇性声嘶发展到持续性声嘶，男孩比较多见。除了用嗓过度之外，一些过敏体质的孩子也特别容易发生声音嘶哑的情况，尤其当他们吃了一些刺激性的东西，更容易引起声音嘶哑。

声带小结是不是必须得手术

很多妈妈不愿意给孩子做手术，担心有风险。的确，声带上的手术极为精细，稍有偏差，就会影响一生，而且做完手术声音也不一定会比之前好。

更何况孩子那么小，不适宜手术，保守治疗是最好的选择。

想保护好孩子的嗓子，家长该怎么做

首先就是要告知孩子，上学时候不要大声喊叫、哭闹、不厌其烦地说话，这样才会引起孩子的注意和重视。然后就是教孩子怎样正确发声。很多孩子一说话就是脖子上暴青筋，用咱老百姓的话说"一脖子犟筋"！要多做数数练习（方法：查数之前吸一口气，数"1"，用气息把声音发出来，腹部用上力气，以此类推，每天查数100下）这样用气发声可以减少声带损耗。

另外，有个茶疗方梅主任在门诊上经常给患者用，反响非常好，家长可以试试。用木蝴蝶、麦冬、甘草、桔梗、丹参（各5克）泡水喝，润嗓清嗓非常好。

保护嗓子，妈妈要注意

有些家长认为孩子哭多了声音嘶哑是正常的，所以不当回事，这样容易错过好的治疗时机。一般来说，一过性的声音嘶哑三五天就可以恢复，专家提醒家长，如果发现小孩哭完之后声音嘶哑，特别是持续半个月没有缓解的，家长一定要重视，应及时带孩子到医院就诊，必要时做一下喉镜检查，及早发现病变。

孩子要是乳牙坏了，将来可能需要做手术

一位宝妈跟我说，孩子以前乳牙坏了，也没注意，现在该换新牙了，牙齿却没长出来，大夫说得做个小小的切开手术才行，郁闷！

关注"健康去哪了"的宝妈宝爸们大多都非常年轻，所以不知道牙疼有多疼。我来告诉大家："真疼！"所以，别去尝试这种疼，一定要让孩子护好牙。

宝妈们觉得，孩子的牙是乳牙，不重要，反正还要换新牙的。所以任着孩子天天嘴里叼个棒棒糖，吃甜食，喝碳酸饮料或者甜饮料，也不刷牙漱口。

乳牙真不重要？答案当然是否定的。现在，真的有很多孩子两三岁就坏了几颗牙，那一吃东西啊，疼得哇哇乱叫。到应该换新牙的时候，牙龈已经因为吃食物而摩擦变厚了，新牙根本没法钻出来，到时候得把牙龈做个小的切开手术。到时候，家长再怎么心疼孩子，也不能替孩子接受手术治疗啊！

所以，还是应该从现在开始好好保护孩子的小白牙。原则上是从三岁开始刷牙，因为孩子太小的情况下，无法掌握正确的刷牙方法，刷牙时很容易将牙膏吞咽进去，牙膏里面含氟，容易造成氟中毒。但从小要养成饭后漱口的好习惯，特别是喝完奶、吃完甜食、酸食、睡觉前，一定要让孩子用白开水，好好漱口。

到了三岁孩子就要开始自己刷牙（3岁以前父母要帮忙刷牙），才开始的前几天，建议仅仅用牙刷，不要挤牙膏，因为有些孩子在一开始的时候，闻着牙膏甜甜的，直接就给咽了，这可不是好现象。让孩子有一个星期的学习时间，再挤上牙膏，开始刷牙。刷牙的正确方式是竖着刷，这样才能把齿缝中清理干净，然后外面刷刷、里面刷刷。如果一开始不养成刷牙的正确方式，到后来可真的不好改正啊。这么一来，咱们的宝宝就能拥有一口白白亮亮的牙齿，而且不会受牙痛的罪了。

妈妈，蚊虫把我身上咬了个大疙瘩，肿了、挠烂了，咋办

夏天其实是孩子最幸福的一个季节，穿上单衣，在绿树百花丛中疯玩。但是有一点容易中招，那就是被蚊虫叮咬。

这些蚊虫最喜欢小孩子了，他们一看孩子来了，就像妖怪看到唐僧一样，心里说："哟呵，看那个小孩子，白白嫩嫩的，不去咬两口不合适啊！"于是呢，孩子从外面开开心心玩耍回来不多久，身上就痒了、起红疙瘩了，一抓挠，烂了、溃破了，看着让人心疼！怎么办呢？看看河南中医药大学第一附属医院儿科主任医师宋桂华给各位宝妈宝爸支的招哈！

孩子被蚊虫叮咬，只要不太严重，比如起一两个小红疙瘩，最简单的，就是用家里的花露水、风油精抹一抹，把痒止住就可以了。因为蚊虫叮咬后起的红疙瘩，其实是叮咬过后留在皮下的毒素。把痒止住的同时，我们的身体的免疫系统会起作用，把这些毒素给分解代谢掉，很快就没事了。

药物的话，宝妈们可以在家里备一点炉甘石洗剂，孩子皮肤红肿、有灼烧感的时候，把它拿出来，轻轻摇晃均匀，给孩子一天抹上 2~3 次就可

以了。

当然，也有些孩子对蚊虫叮咬非常敏感。被咬过后，肿得比较厉害。一抓挠身上很大片都会红肿，有的孩子皮肤还会溃破。门诊上，这类孩子过敏体质的比较多见，它不光对蚊虫叮咬过敏，对蚊虫等动物留下的气味都非常敏感。这时候家长就不要在家等着了，最好到医院去看一看，必要时还要用一些消炎的药物。

❧ 防蚊止痒，这4种方法棒棒的

夏天外出游玩，免不了被蚊虫盯上，或者说"叮上"。有什么好招没有？宋桂华主任医师教大家几招哈，都是在门诊上验证过的，很管用！

艾叶洗澡

艾叶大家都比较熟悉，无论孩子有没有被蚊虫叮咬，用了都很好。因为艾叶可以散发出来一种独特的香味，因此用艾叶煮水给孩子洗澡，可以预防蚊虫叮咬。如果孩子被蚊虫咬了，也可以用它来洗，因为中医认为，艾叶还有燥湿止痒的作用。

薄荷洗澡

薄荷有疏风、散热、祛秽、止痒、驱虫的作用。在农村经常会见到薄荷，细心的人会发现，薄荷很少生虫，就是因为它能散发出独特的香气来驱虫。有很多中药的止痒膏、驱蚊药等都少不了薄荷。另外，夏天天太热了，薄荷还有清热解暑的作用，所以家长可以采点新鲜的薄荷给孩子煮水洗澡。

土豆片外敷

如果孩子被蚊虫叮咬了，起了个红包，肿起来了，宝妈们也不用担心，厨房里如果有土豆的话，可以切上薄薄的三四片备用，取一片放在红肿的部位，因为新鲜的土豆片有水分嘛，所以等它变干的时候再换一片，换上三四片，红肿的部分很快就消下去啦。

芦荟胶外敷

芦荟有泻火、解毒、驱虫、化瘀的作用，如果家里备有芦荟胶或者芦荟膏的话，可以给孩子抹一抹。

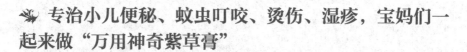
专治小儿便秘、蚊虫叮咬、烫伤、湿疹，宝妈们一起来做"万用神奇紫草膏"

正值炎夏，蚊虫正在折磨着我们心爱的宝宝。事实上不仅如此，夏天孩子也容易出现各种皮炎，红疹、湿疹、烫伤等。一些细心的妈妈，会自己动手给孩子做一瓶紫草膏，来预防蚊虫叮咬、治疗各种皮炎。也有些妈妈想做，但是不知道如何动手，咱们就一起来 DIY "神奇万用紫草膏"吧！

材料：紫草 10 克、香油 500 毫升，500 毫升玻璃容器一个、10~50 毫升小玻璃瓶子一个，洗净晾干备用。

功效及用法：紫草和香油都是凉性，其中紫草还能活血解毒。所以，对于宝宝湿疹、尿布疹、红屁屁、便秘、轻微烧烫伤，都可以用。湿疹、尿布疹、轻微烧烫伤，直接用棉签或纱布，涂在患处即可。便秘，可以想办法往宝宝肛门里挤进去点，可以缓解便秘时的痛楚。

做法：紫草油常见的有两个做法，一种是泡制，一种是煎制。泡制用时最长，也最简单。准备好紫草和香油，把紫草放进香油里，半个月后就可以用了。煎制需要稍麻烦一点，但是 24 小时后就可以用了。泡制不用讲了，咱们主要讲讲煎制。煎制的方法也不难。先把炒锅放在火上稍稍加热，以把手放到锅上空感觉微热即可，然后倒入香油加热，接下来倒入紫草，倒的时候要小心，避免溅到自己的身体上造成烫伤。等熬出紫色关火，放凉后倒入玻璃瓶中，紫草油就做成了。

外出游玩比较累，临睡前可以给孩子揉揉这个"解乏穴"

宝妈们经常要带孩子出去玩，大人累，小孩子也累。给大家说个"解乏穴"，晚上大家临睡前揉一揉，消除小腿酸疼效果非常好。这个穴位就是承山穴，承，是承担的意思；山当然就是山石、大山。而且承山穴又在腿上。所以，承山穴比较直白地说就是让腿壮得能够承担大山的意思。承山穴就在小腿肚上，让孩子把腿伸直，小腿肚上的那个人字形的凹陷处就是。

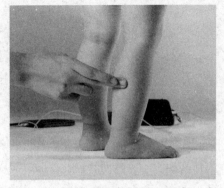

按揉承山

大家如果出去玩，比较累，晚上可以给自己或者孩子按压此穴 150~300 次，可以舒筋活络、壮筋补虚，对缓解腰背疼痛、腿抽筋、腿肚酸困、下肢乏力等都非常有效。所以，它又叫"解乏穴"。咱们有些朋友平常运动少，偶尔一出远门，腿要疼上好几天，还会出现腿抽筋，那就多按几天。

还有些宝妈反映，经常出现下肢发凉、没劲儿，也可以多按按这个穴位。另外，承山穴还有缓解痔疮、便秘等疾病的作用，有此类疾病的人多按按，也是好处多多！

真可怜！很多孩子被误诊为了"抽动症"

在河南中医药大学第一附属医院儿科主任医师郑宏的门诊上，每天有 1/3 的孩子是因抽动症来看病的，这个比例真是高得吓人。来就诊的时候，家长们也都板着脸，孩子得了抽动症，清嗓子、眨眼睛等"怪毛病"不断，家长们都发愁得不得了。

四种常见的误诊情况

误诊一：过敏性鼻炎被误诊为抽动症

王女士家的儿子，经常吸鼻子，在当地被确诊为抽动症，治了有半年都没好。后来慕名来河南中医药大学第一附属医院看病，郑宏大夫检查发现，孩子可能不是抽动症，就开了中药。王女士带着孩子来调了几次中药，她的心肝宝贝乖儿子不吸鼻子了，她特别高兴。原来，这个孩子虽然吸鼻子，但不是抽动症，而是过敏性鼻炎，是小孩子很常见的一种疾病，以前是被误诊了。

误诊二：过敏性体质被误诊为抽动症

刘先生家的孩子又是眨眼睛，又是吸鼻子，他上网上一查，跟抽动症表现一模一样，愁得天天睡不着觉。后来到郑宏大夫门诊上一看，感觉也不像是抽动症。

这个孩子是个过敏体质，不仅有过敏性鼻炎，还有过敏性结膜炎，通过中药调理一下体质，又不眨眼了又不吸鼻子了。刘先生也非常高兴，说："家里就这一根独苗，要是得了抽动症，真不知道怎么办好了！"

误诊三：耳疾被误诊为抽动症

4岁的小浩浩（化名）最近一直清嗓子，因抽动症来看病，问小家伙为什么清嗓子，他回答说："阿姨，我耳朵发闷！"被推荐到耳鼻喉科检查，原来问题出在耳朵上，耳疾治好以后，孩子也不清嗓子了。

误诊四：颈椎病被误诊为抽动症

秦先生家的女儿7岁了，放暑假以后，没想到得了个耸肩的怪毛病，没事就耸耸肩，秦先生全家不安生了，一个女孩子，得了这怪毛病，没事就耸耸肩，那将来可怎么办？

郑宏大夫详细问诊后，感觉孩子是颈椎病，建议孩子到骨科看看。秦先生还不理解，这么小的孩子哪儿来的颈椎病啊！虽然不情愿，还是去检查了一下，一拍片子，颈部的生理弯曲都没了。后来做按摩等治疗，耸肩的毛病没了！

确诊抽动症一定要慎重

郑宏博士说，现在网络比较发达，对抽动症的宣传也比较多，但是，很多家长、老师对抽动症的理解不全面，甚至一些专业水平不高的医生，会简单地认为，只要孩子有眨眼睛、清嗓子、耸肩等症状，就是抽动症。

其实并非如此！抽动症，目前来讲，没有哪种仪器一检查就可确诊，因此它需要大夫具备较强、较丰富的专业知识。另外，一旦确诊为抽动症，孩子吃药的疗程长达几年，它给家庭带来的负担也非常重，因此，医生在诊断抽动症的问题上一定要慎重。

在确诊抽动症方面，家长一定要注意两点

1. 抽动症是一种反复发作的慢性神经系统疾病，孩子是因为精神上有某种感觉，才会去做相应的动作。如果有些孩子，眨眼睛一直不好，一检查眼睛充血，就要考虑结膜炎的可能。有些孩子耸肩，一按他的脖子，孩子疼得哇哇叫，那就要考虑骨科疾病的问题。很多孩子拿着手机、平板电脑一玩就是几个小时，颈椎怎么能不出问题呢？

2. 抽动症一般来讲，不会是单纯的一种抽动，这类孩子大多伴有脾气怪、急躁、睡眠不好、注意力不集中等诸多问题。如果孩子单纯地眨眼、清嗓子，家长一定要注意鉴别。

当然，如果孩子被确诊为抽动症的时候，一定要积极配合医生进行治疗。

❀ 小儿盗汗伤身体，请这样给孩子推拿

最近很多妈妈问到孩子晚上睡觉出汗的问题。中医说，汗为心之液，因此出汗比较厉害的话，是会伤身体的。孩子晚上睡觉的时候出汗叫盗汗，顾名思义就是晚上睡着的时候，在你不知道的情况下出汗，就像被盗走的一样。

食积为什么会引起盗汗

食积不久之后，就会在体内郁而化热，热邪逼迫体内津液外泄，就会出现盗汗。

为什么只在晚上睡着的时候出汗

《黄帝内经》中讲："阳气者，一日而主外，平旦阳气生，日中而阳气隆，日西而阳气已虚，气门乃闭。"气门就是毛孔的意思，意思就是说当人开始入睡时，阳气也会进入体内休息，这时如果体内有热，体内的热就更大了，这时孩子出汗就不难理解了。

引起盗汗的原因很多，怎么辨别是食积引起的

食积盗汗的孩子常常伴有不爱吃饭、大便干、小便黄、舌苔黄厚腻。又因为是食积引起的病症，主要还是内热大，所以主要还是消积导滞、泻热通便、固表止汗。

食积盗汗的小儿推拿手法

清胃经、清大肠、清小肠、顺时针摩腹，可以清热泻火、消积导滞；补肺经、掐揉肾顶、揉二人上马可以补益肺气、敛阴止汗。

1. 清大肠

大肠经是在宝宝食指桡侧缘，从指尖到指根成一条直线，由指根向指尖方向直推即为清大肠，推500次。

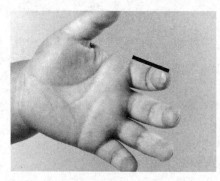

大肠经

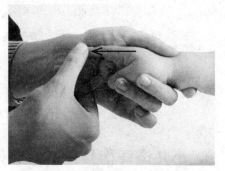

清大肠

2. 清胃经

胃经是在宝宝大鱼际处，由大拇指指根到手腕成一条直线，从手腕方向直推至指根，为清胃经，推 500 次。

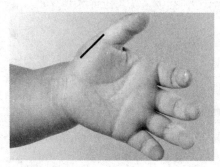

胃经

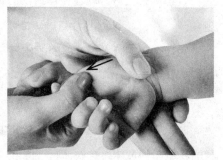

清胃经

3. 顺时针摩腹

即揉肚子 5 分钟。

4. 清小肠

小肠经位于小指的外侧缘，从指尖到指根成一条直线，从指根向指尖方向直推即为清小肠经，推 300~500 次，多让宝宝喝水，多小便，使体内热邪有路可出。

5. 补肺经

肺经位于小儿无名指，从指尖到指根成一条直线，从指尖向指根方向直推即为补肺经。肺主皮毛，简单地说，补肺经可以使人体更好地调节毛孔收缩，补肺经在这里就是起收缩毛孔、敛汗的作用，做 300~500 次。

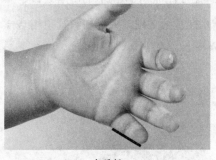

小肠经

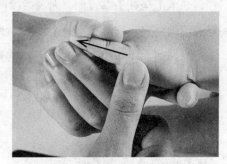

清小肠

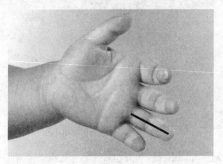

肺经

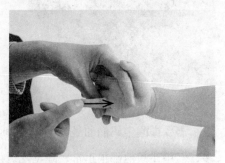

补肺经

6. 掐、揉肾顶

肾顶穴在小指的指尖，掐揉肾顶穴其实是两种手法。掐就是用您的大拇指指甲去一下一下地掐，10 次即可。揉肾顶就是用您的大拇指指肚去揉肾顶穴。肾顶穴是止汗的要穴，家长们可以重点记一下。

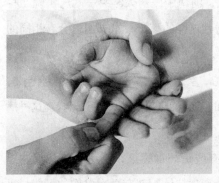

掐肾顶

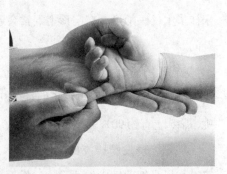

揉肾顶

7. 揉二人上马

二人上马在手掌背面，无名指指根和小指指根中间偏下的凹陷处，是补肾滋阴的要穴。告诉大家一个秘密，小儿推拿师常用二人上马与肾顶相结合来治疗汗证，揉200~300下，这多专业！

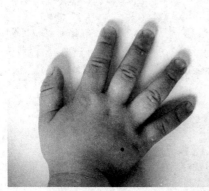
二人上马

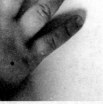
揉二人上马

需要提醒宝妈们的是，小儿入睡时常有微汗出，尤其是额头部位汗出较多，但小儿其他都很正常，睡觉吃饭都还可以，精神头也不错，就没必要担心，这是正常现象。还有天气炎热，衣被过厚，吃饭太快，剧烈活动，受到惊吓都可以导致出汗，这都不属于病态。

🐛 腮腺炎不是终身免疫吗，为什么孩子半年得了7次

有位宝妈很苦恼："腮腺炎不是得一次就终身免疫了吗？为什么俺孩子这半年就发作了7次？"对于这个问题，河南中医药大学第一附属医院儿科宋桂华主任医师说，在门诊上经常会遇到这样的孩子，家长们也会有相同的疑问。

孩子得了腮腺炎，有些家长比较上心，会通过网络等查看很多资料。但是，由于疾病的专业性，所以家长们对知识的了解会比较片面一些。腮腺炎这种病呢，临床上有约90%的孩子患病以后，会产生抗体，以后不会再发作了。

但是，诱发腮腺炎的原因很多，有些是病毒感染，还有一些是细菌感染。如果是细菌感染的话，这时候不会产生抗体，就有再次发作的可能。另

外，即便是病毒感染，也分很多种病毒，比如有些孩子就是腮腺炎病毒感染，这时候有很大可能会产生抗体。也有些孩子则是单纯疱疹病毒、柯萨奇病毒等感染，这时候就不会产生抗体，仍然有再得的可能。

因此，孩子得了腮腺炎家长也不用纠结，积极治疗就可以啦！

❧ 白细胞高于正常值就是细菌感染吗

孩子感冒、发烧的时候，大夫一般会建议孩子做一个血常规检查。事实上，血常规检查是检验患儿是细菌感染还是病毒感染的一个重要依据。前阵子有位宝妈拿着孩子的血常规检查单心里就有了疑问。血常规检查，孩子的白细胞只是略高于正常值，她想，到底要不要给孩子用抗生素呢？

在这里需要提醒各位宝妈，如果孩子的白细胞略高于正常值，不一定就是细菌感染。一般来讲，白细胞分布在血管的两个区域，不仅正常的血流中有，还有一部分静止于血管壁的边缘池上不随着血液循环流动。

这样一来，当人活动相对剧烈时，血管壁上的白细胞会进入血液循环导致白细胞增多。婴儿做血常规检查前虽然不会进行剧烈活动，但是抽血时的哭闹、挣扎均可影响白细胞的数目。因此，当婴幼儿出现感冒发烧时，家长切不可根据白细胞的数量自作聪明地为孩子用药，尤其是在临界值时。

所以，家长给孩子使用抗生素之前一定要注意，最好咨询一下儿科医生再做决定。以免孩子吃了对病情没有效果，反而伤身体。

❧ 孩子趴着睡有风险，这样推拿解忧患

有很多家长问，宝宝最近很喜欢趴着睡，是不是哪里不舒服啊？其实，咱们当父母的是担心孩子趴着睡会有危险。我儿子一岁多的时候，也喜欢趴着睡，然后我当时潜意识里生怕他憋着了。

孩子趴着睡，有猝死的风险

咱们当父母的这种担心是必要的，孩子趴着睡确实会有猝死的可能。加拿大的研究员利用问卷调查的方法收集了157个家庭的相关资料，他们的宝宝都是死于婴儿猝死症，问卷包括宝宝是否有趴睡的习惯、此习惯有多久、

睡姿改变的原因等。结果发现，157 位宝宝中，约有八成死亡时的睡姿是趴睡。所有宝宝中有趴睡习惯的占六成（93 位），其余没有趴睡习惯的宝宝中（64 位），有 21 位是在改成趴睡的第一个星期就造成不幸，其中更有 18 位是第一次改成趴睡就酿成意外。

所以，如果孩子趴着睡，家长们还是要注意一下。那么，对于孩子来讲，他可不管那么多，他们之所以趴着睡，是因为趴着睡会觉得比较舒服。

孩子趴着睡的三大原因

很多原因都可以使孩子喜欢趴着睡，比如肚子不舒服（肚子胀、肚子痛等）、宝宝如果是剖腹产出来的，会缺乏安全感，这种情况也会使宝宝喜欢趴着睡。宝妈们如何应对呢？简单说就是：及时给宝宝翻身 + 对症处理。

1. 肚子胀

小孩吃得多了、不消化了，都会导致肚子胀，也很好辨别，把家长的左手放在宝宝的肚子上，用右手中指指尖去敲左手的手背，发出的声音大部分都是鼓音。这时家长可以给宝宝多顺时针揉揉肚子，揉 5~10 分钟，促进胃肠蠕动，排出多余的气体。

这时候给孩子"顺运内八卦"也挺好，内八卦在小儿手掌面，用大拇指顺时针方向运，为顺运八卦，能宽中理气、消胀满，运 300 次即可。

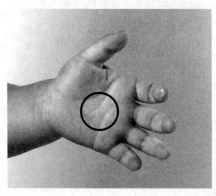

内八卦

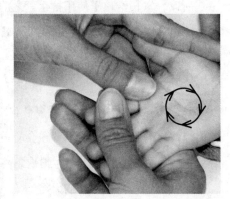

顺运内八卦

2. 肚子痛

如果肚子里有虫了或者肠绞痛，这时候孩子常常伴有哭闹，肠绞痛和胃肠发育不良、牛奶耐受不良、过敏有关，可口服西甲硅油（在儿科医生的指导下使用），让孩子舒服一点。肚子里有虫的，家长可以给孩子吃点打虫药，如肠虫清一类。

也可以给孩子做做推拿，"拿肚角"就挺好，肚角穴位于肚脐旁开2寸，用拇、食、中三指，从肚脐

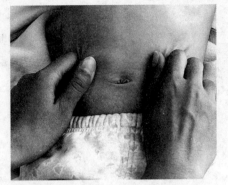

拿肚角

两旁深处拿捏，一拿一松为一次，称为拿肚角，可做5~10次，这是小儿推拿中止痛的要穴。然后再给孩子揉揉肚子，可以顺时针也可以逆时针，按揉5~10分钟。

3. 没有安全感

对于没有安全感的宝宝就需要宝妈们来努力啦，平时注意和宝宝的交流方式，尤其是入睡前，要给他足够的安全感。比如平时和他说话要慢声细语、温柔再温柔；可以送他去上学，分别时给她一个大大的拥抱和爱的亲吻；晚上可以搂着宝宝，给他讲讲动听的小故事，或者陪他说说话（即使宝宝还不会说话，他也能听得懂），直到他熟睡了。总之，给他足够的母爱，慢慢就会好了。

✤ 孩子受惊吓，小单方、推拿方全搞定

最近很多家长问关于孩子受惊吓的问题，刚开始我不理解为什么这大夏天，孩子受惊吓的这么多。后来听了河南中医药大学第一附属医院儿科主任医师成淑凤的讲解以后才恍然大悟。

成老师说，小孩子有内热的时候容易受惊吓。而夏天天气较热，外因容易通过内因起作用，小孩子本身又特别容易食积，所以小孩子特别容易出现内热。

小孩子有内热的时候，热邪是往上走的，这点大家都很好理解吧，咱们看火苗都是往上着的，热气球一点火就会往天空飞。中医的好处就是"天人

合一"，有时候不太容易理解的医学原理—借助大自然现象，就可以解释得很清楚。热邪上行的时候就会上扰神明，这时候孩子就会受惊。很多孩子发烧的时候，容易惊厥，其实也都是一个道理。

所以说，小孩子一被吓着，家人一看，大多伴有一些热象，比如说舌头红、食指靠近大拇指一侧的指纹发紫。很多治疗小儿惊吓的药本身也就是清热药，比如"清热镇惊颗粒"等。

应对孩子受惊吓的小单方、小验方

1. 灯心草煮水

孩子受惊吓，有一个单方非常好，那就是用灯心草熬水喝。灯心草有清心安神的作用，它可以治疗小孩子"心烦不寐、夜啼、心热烦躁、惊痫"等。

中医典籍《药品化义》中说："灯心，气味俱轻，轻者上浮，专入心肺；性味俱淡，淡能利窍。使上部郁热下行，从小便而出。主治咳嗽咽痛，眼赤目昏，淋闭水肿，小便不利，暑热便浊，小儿夜啼，皆清热之功也。"

如果家长们感觉孩子内热大、烦躁受惊，可以到药店买点灯心草，给孩子熬水喝。1岁以内的孩子用1克，1岁以上的孩子可以用到3克。孩子太小的话，最好上医院在大夫的指导下使用。熬好后可以适当加点白糖或者冰糖给孩子喝。

如果大人要是感觉内热大、失眠睡不着觉，也可以试试这个小验方，成人的话用6克就可以了。

关于灯心草，还有个美丽的故事，大家看完了可以当成"睡前小故事"讲给孩子听，也很不错。

相传广东信宜灯心塘有位妇女陈氏，正直善良又勤劳，父亲是远近闻名的医生，她自然学到不少医学知识，谁家有人生病，有求必应，药到病除，无不治愈。

一天，有对夫妻喜添一女儿，白白胖胖的，夫妻视为掌上明珠，可是出生不久就发生不幸的事：小女儿不吮奶，不哭也不动，继而双目紧闭，口角流水，心跳微弱，面色苍白，已经不省人事了。夫妻舍不得丢掉自己的亲骨肉，请来村里、县里的医生，久治无效。眼看小女儿活不成了，夫妻急得哭了。村里人赶来看望，有人打听到陈氏能治好小孩的病，叫他们赶快去请她来。

陈氏知道后，马上带上几条白色细长柔软的草药，朝小孩家赶去。陈氏边诊边问病情，诊完后，劝小孩爹妈不要担心，她会治好小孩的病，并叫人准备所需要的东西。她找来一个浴盆，倒入热水，把采来的新鲜药物搓碎搅拌，然后帮小儿洗头、擦身，接着便是烫点。她拆下一段白色草药放在油里蘸蘸，又移到火里烧红，再贴到小孩身上烫，先是额头两点，最后手掌心两点，总共烫了十四点，不一会儿，烫点红起来，成为痂，然而小孩却无声响，也不动。

此时，陈氏说过几天小孩的病就会好的，她过几天再来看，并嘱咐小孩爹妈严加照顾，说完就要告辞，小孩爹妈再三请她吃了饭再走，陈氏便吃了饭，小孩她爹又给些钱作酬谢。

不久，小孩的病竟奇迹般好起来了。谢天谢地，宝贝已经睁开眼会吮奶了，而且长得更加可爱了，夫妻心里乐极了。后来，陈氏又来看过几次，见小孩无事，也就放心了。孩子的爹妈真不知怎样感谢这位神医。

后来，不知哪个顽皮鬼竟拾起弃落的白色草药，拿回家试作灯心点灯，灯光明亮。由于它可以作灯心，又因它是陈氏医生从她家乡信宜灯心塘带来的，于是灯心草这个名字不胫而走，从此就叫开了。

2. 酸枣茯苓茶

再推荐个很不错的小验方——酸枣茯苓茶！

原料：酸枣仁 15 克，茯苓 12 克。

做法：将酸枣仁和茯苓加水，大火烧开后小火煮 10 分钟，最好用瓷锅，或者小砂锅，目的就是保持药的功效，饭后温服，一天三次。

酸枣仁性平，味甘酸，能补血养肝、益心安神。茯苓性平，甘淡无味，除了能宁心安神外，它本身还有健脾利湿的作用，小儿疳积的时候，儿科医生常常用到它。整个方子宁心、安神、健脾、利湿，效果很好。

应对孩子受惊吓的小儿推拿方

小孩子由于神经系统发育不完善，因此很容易受到惊吓。怎么判断孩子是不是受惊吓了呢？受惊吓后大多数小儿一般表现为夜啼、腹泻、拉绿色便、精神萎靡不振、不思饮食、失眠多梦，有的尖声哭闹、骤犯骤止，还有的是嗜睡，睡觉时小手小脚一抽一抽的，偏大一点的孩子还可出现幻听。

惊吓一般都是由于孩子受到了外界的刺激。之前说了，小儿受惊多跟自身内热大有关。年龄比较小的孩子，可能稍受点刺激就被吓到了，比如小狗在他身边过的时候叫了一声、突然有人喊了一声等。年龄大一点的孩子受到的刺激可能更大一点，比如家长、老师的训斥，看恐怖片等。

其实，小孩子之间还特别容易玩一些惊吓对方的游戏。比如，咱们小时候，别的小伙伴会藏到门后等咱们看不见的地方，当我们从那里经过的时候，他会突然跳出来吓人一跳。提醒各位家长，如果孩子胆子比较小，家长还是提醒孩子别玩这种游戏了。下面是小儿受惊的推拿手法，如果孩子不太严重的话，下面的手法就可以解决问题啦！

1. 捣小天心

小天心位于大小鱼际中间的凹陷处，可以镇静安神，捣 500 次即可。

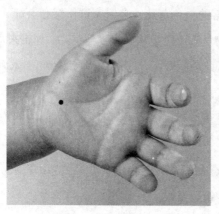
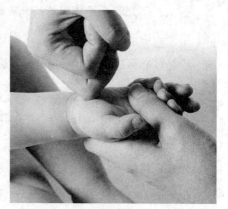

小天心　　　　　　　　　　　　　捣小天心

2. 补肾经

肾经位于小孩的小指掌面，从指尖到指根成一条直线，由指尖推向指根即为补肾经。中医认为肾主惊，意思就是说，如果小孩容易受到惊吓，多和肾虚有关，所以我们要补肾经，推 300~500 次。

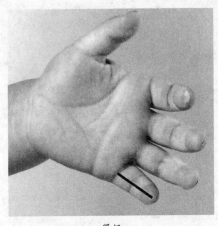

肾经

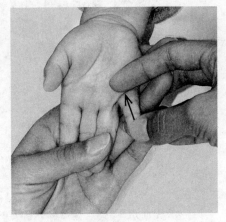

补肾经

3. 揉二人上马

二人上马在小孩的掌背小指、无名指两掌骨中间偏下，取凹陷处。二人上马有温肾阳的作用，和补肾经相结合来用，效果更佳，揉300~500次即可。

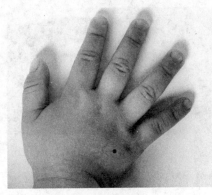

二人上马

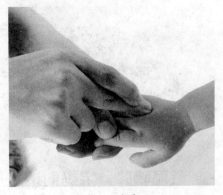

揉二人上马

4. 清补脾经

清补脾经是将小儿拇指屈曲，以您的拇指端循小儿拇指桡侧缘由指尖向指根方向来回推。孩子受到惊吓为什么要清补脾经呢？脾属土，心属火，火生土，土为火之子，心火旺，往往会母病及子，所以要清补脾经，一般推300~500次。

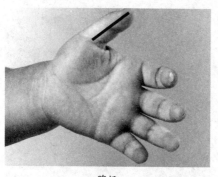
脾经

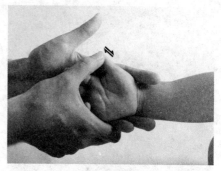
清补脾经

5. 清天河水

小孩心经有热，一般不直接清心，中医认为会耗伤心气，因此一般以清天河水来代替清心经，天河水可清心除烦、镇静安神。天河水在小孩的上肢的内侧，从手腕到肘窝成一条直线，从手腕向肘窝方向直推为清天河水，一般推 300~500 次。

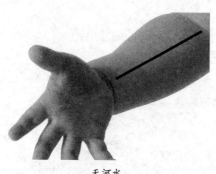
天河水

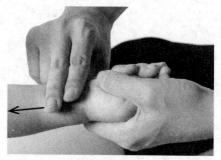
清天河水

🌿 气温骤降，宝妈们请用这 4 招保护我们的孩子

气温骤降，容易引起疾病，小宝宝首当其冲！感冒的、发烧的、咳嗽的又该成堆啦！各位宝妈，请保护我们的孩子！小儿脾肺娇弱，容易患呼吸系统疾病，如果妈妈们能多加用心，就可以防患于未然，让孩子在这个温差较大的季节不生病。

穿衣不可过厚

穿衣方面，不可过厚。有些妈妈一看天气转凉，立即给孩子穿得很厚，其实也不科学，因为孩子一般皮肤散热功能不太好，容易出汗，孩子一出汗，衣服会潮湿，再一见凉风，更容易感冒。衣服要循序渐进地增加，比大人多一件就行。比如秋季主要是温差大，早晚比较凉，一般长袖衬衣加一个马夹即可。

饮食注意润燥

秋季的特点就是干燥、风大。孩子为纯阳之体，阳常有余，而阴不足，肺容易被燥所伤。这个季节多给孩子吃些补肺的食物，让孩子肺气足，不易生病。可以经常吃些山药、薏米、糯米、银耳、百合、鲜藕、猪肺、柿饼、枇杷、荸荠、无花果、白菜、白萝卜等食物。

护理三大妙招

如果晚上带孩子出去玩，或者发现孩受了凉，可以立即给孩子处理一下，不让寒气入体，及时干涉，不让病情进一步发展。

1. 可以睡前给孩子泡泡脚，可以用苏叶或者艾叶5克，煮水10分钟，然后加入适量的凉水给孩子泡泡脚，泡到后背微微出汗就可以。

2. 如果家里有艾条的话，可以给孩子艾灸一下大椎和肺俞，各10分钟，灸完给孩子多喝些水。

3. 取姜1块，切碎，挤出汁液。用姜汁在孩子大椎和肺俞上各搓5分钟，过一会儿皮肤会变红，半小时后孩子会微微出汗。

三个祛寒食疗方

孩子从寒冷的室外回来，或者感觉孩子稍有受凉，可以试试下面的食疗方，效果也非常好！

1. 大米一小把，煮熟后，加入葱白3节，再煮3分钟。

2. 带须的小葱1棵，姜1片，煮10分钟，起锅后放红糖适量。

3. 苏叶3克，煮3分钟，盖上锅盖再焖10分钟，趁热喝下。

🌿 不想让孩子得白血病，一定要注意这四条"红线"

前阵子有位妈妈在微信里留言，询问白血病的问题。我很同情，也很难过，希望我们每个家庭的宝宝都能健健康康地成长。我们现在的社会，其实科技发展处在非常初级的阶段，对很多疾病都无能为力。

所以，一位医生死后，让人在他的墓碑上刻着下面三句话：

有时去治愈，常常去帮助，总是去安慰！

对于我们的家长，如何做好预防，让孩子不生病，是"健康去哪了"群里一直强调的一种理念。尤其是恶性疾病，比如白血病，发生在哪个孩子身上，对整个家庭都是毁灭性的打击。所以，希望每位家长都看一下白血病的诱因。

关于这个问题，咱们看看河南中医药大学第一附属医院血液肿瘤科的王涛博士怎么说。王博士说，白血病是儿童常见的恶性肿瘤之一，其发病率居于儿童肿瘤之首。现在，白血病的发病率在孩子中间正呈现逐年增高的趋势，这给家庭带来了极大的痛苦。

我们一定要重视儿童白血病，尽管儿童白血病的发病原因尚不明确，然而一些诱发因素却不容广大家长朋友们忽视。为了拥有一个健康的孩子，家长们要注意诱发白血病的因素，避免亲手葬送了自家宝贝的健康，甚至生命。

新房、新家具等装修污染

在白血病里，装修污染是罪魁祸首，在装修好的新家里，墙壁以及新家具上的油漆含有苯等化学物质，这种化学物质可导致白血病。家长一定要避免让孩子过早在新房里居住，半年之内入住新装修的房子，儿童白血病发病率会增加 4~5 倍。

未经检验的零食

俗话说"病从口入"，现在市场上很多儿童零食未经过安检部门检验就流入市场，其中致癌物质含量超标。还有很多家长认为饮料有营养，不让孩子喝水，只喝饮料，殊不知绝大部分的饮料中含有甜味素这种化学成分，大剂量的甜味素进入人体很难降解，它会进入到骨髓，像塑料袋一样堆积在那里，影响骨髓造血功能，从而导致白血病。

这里多说一点，如果您在读这篇文章，也一定要给家里的老人看看。我们在这里并不是批评长辈，但老人真的有一种错误的观念，觉得把自己衣袋里的钱花到孩子身上就是爱，无论孩子买什么都可以。另外，告诉正在上学的孩子，不要乱买马路边上的零食，真的很脏。

放射线辐射

研究证明，一次性接触大剂量或多次接触小剂量的放射线辐射可导致白血病，日本广岛、长崎原子弹爆炸后，其白血病的发病率高出其他地区17~30倍。孩子一定要远离放射线辐射，怀孕的准妈妈为了生一个健康的宝宝，也绝对要远离放射线辐射。不过研究表明，电磁场不会导致白血病，所以我们不必担心电磁波。

病毒感染

白血病的发生与平时接触的病毒源有关，病毒对某些动物（猫、牛、鸡、鼠等）的致白血病作用已得到证实。广大家长朋友们要注意孩子的卫生，孩子接触过宠物之后一定要把手洗干净。